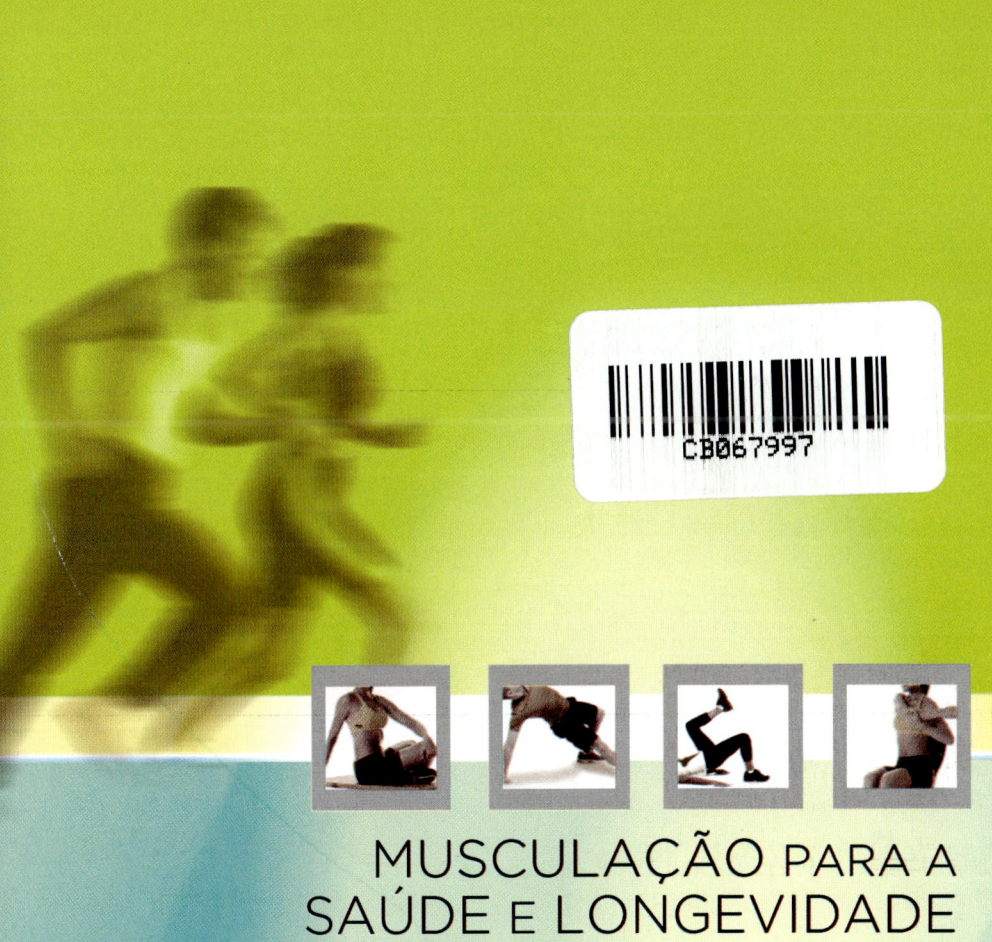

MUSCULAÇÃO PARA A SAÚDE E LONGEVIDADE
Prescrição do Exercício Resistido

MUSCULAÇÃO PARA A SAÚDE E LONGEVIDADE
Prescrição do Exercício Resistido

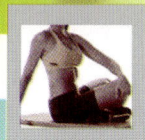 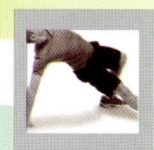 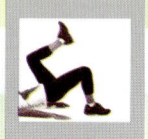 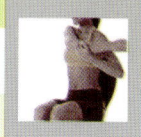

Henrique Miguel

Mestrando em Ciências da Motricidade Humana pela Universidad Católica de Asunción – UCA (Assunção – Paraguai)
Especialista em Treinamento Desportivo pelas Faculdades Metropolitanas Unidas – UniFMU (SP) no ano de 2009
Graduado em Educação Física (Licenciatura e Bacharelado) pelo Centro Universitário de São João da Boa Vista – UNIFAE (SP) no ano de 2007
Colaborador do Grupo de Estudos e Pesquisas de Futebol e Futsal da USP (GEPEFFS – USP)
Docente do Curso de Educação Física da Faculdade de Filosofia, Ciências e Letras de São José do Rio Pardo (SP) – FEUC
Autor do livro "*Academia – Conceitos básicos para jovens profissionais*" (2012)
Autor do livro: "*Bases Fisiológicas do Futsal – Aspectos para o Treinamento*" (2013)
Trabalha com o Treinamento Personalizado desde o ano de 2007

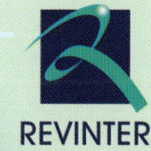

Prescrição do Exercício Resistido para a Saúde e Longevidade
Copyright © 2014 by Livraria e Editora Revinter Ltda.

ISBN 978-85-372-0586-0

Todos os direitos reservados.
É expressamente proibida a reprodução
deste livro, no seu todo ou em parte,
por quaisquer meios, sem o consentimento,
por escrito, da Editora.

Contato com o autor:
prof.henriquemiguel@yahoo.com.br

CIP-BRASIL. CATALOGAÇÃO NA PUBLICAÇÃO
SINDICATO NACIONAL DOS EDITORES DE LIVROS, RJ
M577p

Miguel, Henrique
    Prescrição do exercício resistido para a saúde e longevidade / Henrique Miguel. - 1. ed. - Rio de Janeiro : Revinter, 2014.
    il.

Inclui índice
ISBN 978-85-372-0586-0

1. Medicina esportiva. I. Título.

14-10016   CDD: 617.1027
                         CDU: 616-089.23

A responsabilidade civil e criminal, perante terceiros e perante a Editora Revinter, sobre o conteúdo total desta obra, incluindo as ilustrações e autorizações/créditos correspondentes, é do(s) autor(es) da mesma.

Livraria e Editora REVINTER Ltda.
Rua do Matoso, 170 – Tijuca
20270-135 – Rio de Janeiro – RJ
Tel.: (21) 2563-9700 – Fax: (21) 2563-9701
livraria@revinter.com.br – www.revinter.com.br

DEDICATÓRIA

Ao meu pai, Orlando Miguel, e minha mãe, Kátia Crivelari Miguel, pela verdadeira demonstração de carinho, amor, companheirismo, compreensão, honestidade e apoio em todos os momentos da minha caminhada.

Sem eles, todos estes momentos se tornariam impossíveis; portanto, faltam palavras para descrever o que eles representam em minha vida.

À minha irmã, Gisele Miguel, pelo convívio sempre produtivo e respeito.

À minha noiva, Thayrine, pelo carinho, apoio, afeto e partilha.

AGRADECIMENTOS

A Deus, por me abençoar com a dádiva da vida, mostrando-me os caminhos certos nos momentos de dúvida e escuridão.

Aos alunos e professores das Faculdades UniPinhal e FEUC, pela convivência e questionamentos que puderam servir de base para o interesse na discussão deste assunto. Em especial, aos professores e demais profissionais destas instituições: Roque, Gustavo, Chico, Ricardo Taveira, Cleide e Germano.

A todos os companheiros de graduação do curso de Educação Física da UNIFAE, do curso de pós-graduação *Lato Sensu* em Treinamento Desportivo da UniFMU e do curso de pós-graduação *Stricto Sensu* em Motricidade Humana (UCA), pela convivência sempre produtiva nas aulas.

Aos companheiros do Grupo de Estudos e Pesquisas em Futebol e Futsal da USP (GEPEFFS – USP), em especial, aos amigos Renê, Bruno Folmer, Alonso e Dr. Cortez.

A todos os meus familiares, que podem dividir comigo o sabor de mais esta conquista, em especial, aos meus avós paternos, Waldemar e Terezinha, e maternos, Marlene e Oswaldo.

Aos companheiros da Editora Revinter, pelo respeito e apoio em mais este projeto.

Aos colegas de profissão, Aécio, Tidu, Marcelo Rodrigues, Estevam Oscar, Celso Bertozzi, Júlio, Luís Felipe, Sidnei de Parólis, Alessandra, Raphael Carneiro, Silvio César e Rogério.

Aos amigos profissionais, que colaboraram brilhantemente com o conteúdo desta obra: Rafael Dramis Calixto, Marcus Vinícius de Almeida Campos, Evandro Ossain de Almeida, Carlos Henrique Prevital Fileni e Patrícia Furlan Varsoni.

A todos os professores do curso de Educação Física da UNIFAE, da pós-graduação *Lato Sensu* em Treinamento Desportivo da UniFMU e da pós-graduação *Stricto Sensu*, pelos ensinamentos repassados com veridicidade.

AGRADECIMENTOS

Em especial, aos professores Antônio Carlos Gomes, Paulo Roberto de Oliveira, Alexandre Lopes Evangelista, Cauê Teixeira, André Fernandes, Fabiano Pinheiro Peres, pelos ensinamentos, propostas e conceitos que propiciaram a organização deste projeto.

COLABORADORES

Carlos Henrique Prevital Fileni
Graduação em Educação Física pela Faculdade Euclides da Cunha (FEUC)

Evandro Ossain de Almeida
Graduação em Educação Física pela Faculdade Euclides da Cunha (FEUC)

Marcus Vinícius de Almeida Campos
Graduação em Educação Física pela Universidade de Ribeirão Preto (UNAERP)
Especialização em Nutrição Multidisciplinar pelo HCFMUSP (Ribeirão Preto)
Mestrando em Ciências Biomédicas pela Universidad de la República (UdelaR – Uruguai)

Patrícia Furlan Varsoni
Graduação em Educação Física pela Faculdade Euclides da Cunha (FEUC)

Rafael Dramis Calixto
Graduação em Educação Física pelo Centro Universitário das Faculdades Associadas de Ensino de São João da Boa Vista (UNIFAE)
Especialização em Prescrição do Exercício para Grupos Especiais (UGF)
Mestrado em Biodinâmica do Desempenho Humano pela Universidade Metodista de Piracicaba (UNIMEP)

PREFÁCIO

O treinamento resistido ganhou um novo aliado e, por conseqüência, ficou mais "forte". O livro do Professor Henrique Miguel, intitulado *Prescrição do Exercício Resistido para a Saúde e Longevidade*, vem para preencher, de forma simples e objetiva, a lacuna que existia com relação a prescrição do treinamento de força para populações e situações especiais.

O autor, com todo seu conhecimento e facilidade para escrever, leva-nos ao que há de mais recente e interessante sobre como controlar e prescrever o exercício para gestantes, obesos, diabéticos, idosos e hipertensos. A leitura é fácil e a informação nos é passada de forma agradável, com dicas e sugestões de como proceder em relação a cada caso, sem perder, em nenhum momento, o cunho científico.

Além disso, o leitor encontrará no livro conceitos e definições das patologias acima citadas, como critérios diagnósticos e abordagens para cada situação. A parte sobre o controle de carga e prescrição do exercício também é prato-cheio para quem quer ir "direto ao assunto".

Por esses e outros motivos, o livro que você tem em mãos já é leitura obrigatória de todos os meus alunos de graduação e pós-graduação em todo o território nacional.

Vida longa a *Prescrição do Exercício Resistido para a Saúde e Longevidade* e três vivas para seu autor.

Prof. Dr. Alexandre Evangelista

APRESENTAÇÃO

O treinamento resistido é uma das modalidades de treinamento mais procuradas e praticadas pela sociedade moderna, e essa grande popularização tem despertado o interesse por parte de pesquisadores em conhecer os reais efeitos do TR nas pessoas. Dessa forma, nos últimos anos, o TR tem figurado como uma das principais formas de exercício físico investigadas pela comunidade científica.

No princípio, as pesquisas sobre TR geralmente contemplavam homens jovens e saudáveis, e o foco das avaliações limitava-se a parâmetros morfofuncionais. Atualmente, as intervenções fundamentadas no TR são estudadas em população variada, incluindo, além de indivíduos saudáveis, pessoas com certas patologias, e o âmbito da análise avançou para níveis moleculares.

Com base nos resultados dessas investigações, o TR é hoje bem recomendado pelas entidades e organizações de saúde de todo o mundo como componente fundamental de programas de treinamento físico para grupos especiais, incluindo idosos, obesos, hipertensos, cardiopatas, diabéticos, pessoas com doenças osteoarticulares, entre outros. Para algumas condições, o TR apresenta-se, inclusive, como intervenção primária na prevenção e no tratamento.

No entanto, para que a atividade seja a mais proveitosa e segura possível, a plena compreensão das alterações fisiológicas e metabólicas presentes nas diferentes patologias e condições, como o entendimento dos efeitos do TR nessas circunstâncias, é de fundamental importância. Assim, a manipulação das variáveis de treinamento deve estar de acordo com as particularidades que cada condição especial apresenta.

Nesse contexto, o presente material tem o propósito de oferecer informações necessárias para a elaboração de programas de TR direcionados a diferentes populações especiais, apresentando uma linguagem simples, convidativa e com cunho prático, embasado no que a literatura científica apresenta de mais atual e relevante sobre a temática.

Prof. Msd. Cauê V. La Scala Teixeira

INTRODUÇÃO

Com a era da modernidade vivida atualmente, vários problemas morfológicos têm atormentado a população. Obesidade, hipertensão, diabetes, entre outros, estão dentre os problemas que mais são observados no ambiente cotidiano no qual estamos inseridos.

Buscando uma melhora na qualidade de vida destes indivíduos, o profissional de educação física vem ganhando cada dia mais respaldo, estando diretamente ligado à promoção da saúde e à elaboração de sistemas e planos de trabalho que possam auxiliar no processo da saúde preventiva contínua ou na manutenção de uma melhor forma psicofisiológica.

Fatores importantes para a introdução do exercício físico em uma rotina contínua de trabalho devem ser vistos também em outros contextos importantes, como os processos normais relacionados com o desenvolvimento e o envelhecimento do homem (periodização do trabalho físico para gestantes e idosos).

Contudo, muitos profissionais ainda se perdem nesta lacuna existente entre a formação profissional e a prática de trabalho, deixando para trás um excelente mercado que poderia ser mais bem explorado.

Em uma proposta atual, a qualidade de vida e a longevidade têm-se tornado fatores de grande importância nas propostas do exercício físico. Bem mais evidentes que os fatores estéticos, estes dois conceitos devem ser cada dia mais crescentes com relação ao estilo de vida que o homem vem exercendo.

O treinamento resistido (ou treinamento com sobrecarga, treinamento de força, treinamento contra resistência ou, simplesmente, musculação) é uma das propostas mais evidenciadas atualmente, que, nas últimas décadas, passou a ser considerado um componente fundamental da aptidão física voltado para a manutenção da qualidade de vida dos indivíduos, fazendo parte da maioria dos programas de treinamento físico com propósitos diretamente ligados à saúde.

INTRODUÇÃO

Os benefícios gerados pelo treinamento resistido variam de acordo com a manipulação de diversos fatores relacionados com o trabalho. Dentre eles, podemos citar a intensidade do programa, o volume das cargas e a frequência do treinamento realizado. Estes conceitos, por sua vez, são definidos por meio de outras circunstâncias: número de repetições, número de séries, porcentagem da sobrecarga de trabalho, sequência de exercícios, intervalos entre séries e sessões de treino, velocidade de execução de movimentos, entre outros.

O treinamento resistido para grupos especiais deve ser embasado em parâmetros e protocolos que possam nortear a realização de todo o trabalho. Diferentemente da periodização de treinamento para indivíduos normais, é necessário que o profissional da educação física tenha a devida atenção para pontos que podem ser fundamentais no trabalho com seu cliente.

O profissional, por sua vez, precisa, necessariamente, envolver-se na problemática do seu cliente, sendo de suma importância o conhecimento evidente de alguns conceitos fisiológicos indispensáveis ao contexto de trabalho em que estará inserido. A partir deste momento, conseguirá estruturar os programas de treinamento físico adequado à proposta que espera, evitando que estes acarretem circunstâncias inadequadas ao indivíduo.

Uma proposta de trabalho consistente deve abranger os conteúdos programáticos do treinamento e fazer com que o indivíduo se sinta melhor durante a realização progressiva do programa.

O objetivo desta obra é auxiliar os profissionais da área da educação física (e demais profissionais da área da saúde), na abordagem dos principais distúrbios morfofuncionais, tanto por uma visão fisiológica quanto nas propostas de elaboração e estruturação do treinamento resistido.

Contudo, é importante ressaltar que cada caso possui uma especificidade. Cada indivíduo tem seu potencial treinável de acordo com a bagagem genética que possui, ou seja, duas pessoas que sejam acometidas pela obesidade nem sempre realizarão um mesmo programa de treinamento (princípio da especificidade e princípio da individualidade biológica).

Os exemplos descritos, no conteúdo deste livro, servem para nortear o seu trabalho e auxiliá-lo na construção de uma abordagem mais eficiente e eficaz que consiga atender e satisfazer os objetivos do seu cliente.

Pretendo que este trabalho seja de muita valia para o seu contexto profissional. Nele estarão contidas vertentes importantes para o planejamento de treinamento para idosos, gestantes, hipertensos, diabéticos, obesos e indivíduos que são acometidos pela osteoporose.

INTRODUÇÃO

Divididas em capítulos, as abordagens sobre estes distúrbios morfofuncionais ajudarão você a encontrar respostas importantes para o seu cotidiano de trabalho, primando sempre pelo respeito à saúde do seu cliente, e culminando na certeza de uma melhor busca pelos objetivos propostos no decorrer do programa de treino.

Desta forma, penso que a área da educação física só terá seu devido valor quando realmente for direcionada a um rumo de trabalho voltado aos parâmetros científicos, em que o empirismo de muitos profissionais não tenha mais lugar frente às problemáticas que nos são impostas dia após dia.

Uma ótima leitura. Aproveitem!

SUMÁRIO

Capítulo 1
CONCEITOS DO TREINAMENTO RESISTIDO (TR) 1
Henrique Miguel

Fisiologia Muscular 1
Componentes Gerais da Força Muscular 5
Carga de Treinamento e seus Aspectos Determinantes 5
Efeitos de Treinamento 8

Capítulo 2
TREINAMENTO RESISTIDO E OSTEOPOROSE 13
Henrique Miguel

Conceituando a Osteoporose 13
Processo de Remodelagem Óssea 14
Classificação dos Tipos de Osteoporose 15
Exercícios Físicos e Osteoporose 16
Abordagens na Periodização do TR para a Osteoporose 16
Apontamentos sobre o TR para a Osteoporose 20
Propostas Práticas para a Prescrição do TR para Osteoporose .. 21

Capítulo 3
TREINAMENTO RESISTIDO PARA GESTANTES 31
Evandro Ossain de Almeida ◆ Henrique Miguel

Importância da Prática de Exercícios durante a Gestação ... 32
Normas e Contraindicações do Exercício Resistido na Gravidez .. 33

Capítulo 4
TREINAMENTO RESISTIDO E OBESIDADE 39
Carlos Henrique Prevital Fileni ◆ Henrique Miguel

Fatores Causadores da Obesidade 40
Consequências da Obesidade 43
Princípios do Treinamento Resistido para a Obesidade 44
Gasto Energético e Treinamento Resistido 45
Parâmetros do TR para a Obesidade 47

Recomendações com Relação aos Exercícios Físicos. 48
Influência do Treinamento Resistido na Obesidade 48
Propostas Práticas para a Prescrição do TR para Obesidade 49

Capítulo 5
Treinamento Resistido e Diabetes 59
Rafael Dramis Calixto ◆ *Henrique Miguel*

Classificação do Diabetes Melito e outras Categorias de Regulação da
Glicose. 59
Diagnóstico 60
Pré-Diabetes 61
Fisiopatologia do Diabetes Melito. 61
Exercício Físico e Diabetes 62
Efeito do Exercício Físico no Controle Glicêmico 63
Adaptação para a Prática do Treinamento Resistido 66
Recomendação Geral para Prescrição de Exercícios Resistidos 66
Propostas Práticas para a Prescrição do TR para Diabetes. 67

Capítulo 6
Treinamento Resistido e Hipertensão Arterial 77
Marcus Vinícius de Almeida Campos ◆ *Henrique Miguel*

Hipertensão Arterial 77
Adaptações Cardiovasculares Frente ao Exercício Resistido. 80
Prescrição do Exercício Resistido para Hipertensos. 82
Propostas Práticas para a Prescrição do TR para Hipertensos 85

Capítulo 7
Treinamento Resistido para a Longevidade 95
Patrícia Furlan Varsoni ◆ *Henrique Miguel*

Conceituando o Envelhecimento 95
Aspectos do Treinamento Resistido para Idosos 96
Alterações da Força e Potência Muscular Relacionada com a Idade 97
Aspectos Fisiológicos do Treinamento Físico com o Avanço da Idade 99
Aspectos Psicossociais do Envelhecimento e Exercício Físico 100
Aspectos Fisiológicos do Envelhecimento e Exercício Físico. 101
Parâmetros do TR para Idosos 104
Propostas Práticas para a Prescrição do TR para Longevidade. 106

Considerações Finais 115

Índice Remissivo 117

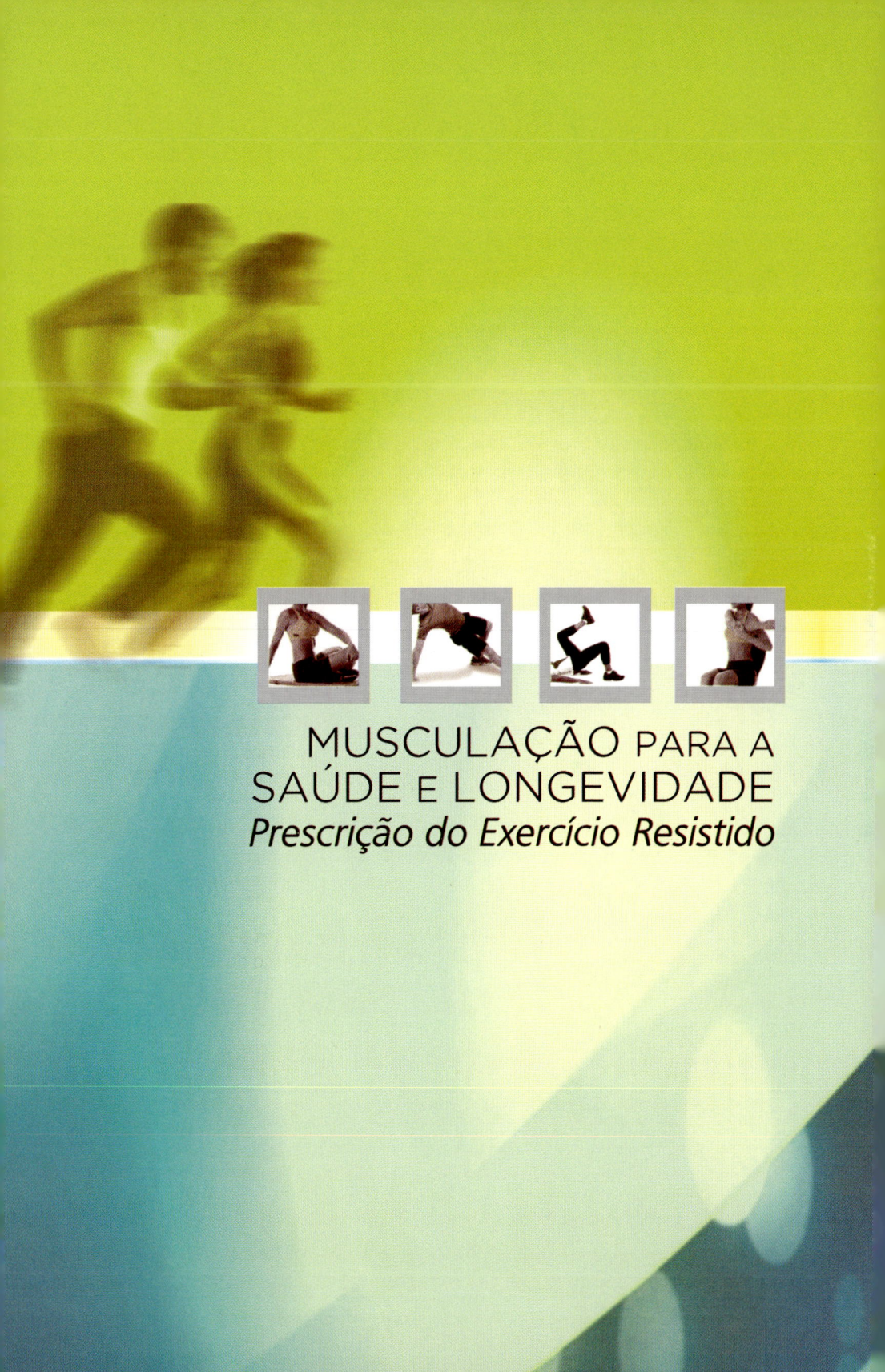

CAPÍTULO 1
CONCEITOS DO TREINAMENTO RESISTIDO (TR)

Herrique Miguel

O treinamento resistido pode ser definido como a execução de movimentos biomecânicos localizados (repetições sistematizadas) em segmentos musculares com a utilização de sobrecarga externa ou peso do próprio corpo.[5]

Em um programa de treinamento resistido, que também é chamada de periodização do treinamento, cada exercício enfatiza a ação de um grupo muscular, justificando a denominação de "exercícios localizados". Assim sendo, embora os programas de treinamento resistido ativem todos os grupos musculares, é possível enfatizar os exercícios para as regiões anatômicas prioritárias para as necessidades individuais.

Os exercícios resistidos são habitualmente realizados com movimentação articular, classificados, portanto, como "isotônicos", alternando contrações musculares concêntricas e excêntricas. Alguns tipos de aparelhos para exercícios resistidos utilizam apenas as fases concêntricas, com menor eficiência para os efeitos do treinamento. Contrações musculares estáticas, sem movimentação das articulações, também podem ser utilizadas em treinamento resistido. Quando ocorrem, os exercícios são chamados de "isométricos". Cada conjunto de movimento concêntrico e excêntrico é denominado uma "repetição", e os exercícios realizados em conjuntos de repetições, são denominados "séries". O número de repetições por série para a maioria dos objetivos do treinamento fica entre 5 e 15. Após a realização de uma série se segue um intervalo de descanso, geralmente entre 1 e 2 minutos, para permitir a recuperação da capacidade contrátil dos músculos.

FISIOLOGIA MUSCULAR

Antes que entremos no assunto do treinamento resistido, é importante que conceitos básicos sobre fisiologia muscular sejam observados. A musculatura humana representa de 40 a 60% do peso corporal total. Os músculos são divididos em tecido muscular liso (possui localização nos vasos sanguíneos, e na maior parte dos órgãos da cavidade abdominal/pélvica e tem contração involuntária controlada pelo sistema nervoso autônomo), tecido muscular estriado cardíaco (que representa a estrutura cardíaca com autorritmicidade – apesar de estriado sua contração é involuntária) e tecido muscular estriado esquelético (são voluntários quanto a sua contração, e é chamado de estriado decorrente de sua coloração que alterna faixas claras e escuras – o processo contrátil destes músculos gera uma situação organizada, na qual o organismo busque vencer uma resistência externa).

Composição dos músculos estriados

Segundo Aires[1] e Guyton e Hall,[6] os músculos estriados esqueléticos, que são responsáveis pela contração voluntária, são constituídos por:

Ventre muscular

É definida como a porção contrátil muscular, onde estão organizadas as fibras musculares responsáveis pela contração. Representa o corpo do músculo.

Tendão

Porção de tecido conectivo, que possuem aspecto morfológico de cilindros ou fitas rico em fibras colágenas. Sua função principal é fixação em ossos, no tecido subcutâneo, em cápsulas articulares e no ventre muscular.

Aponeurose

É a membrana que envolve grupos musculares e seu formato pode ser de lâmina ou leque. Estrutura formada principalmente por tecido conectivo.

Bainhas tendíneas

Sua função principal é permitir o deslizamento fácil dos tendões, contendo-os. Essas estruturas formam pontes ou túneis entre as superfícies ósseas, facilitando este deslizamento.

Bolsas sinoviais

Pequenas bolsas membranosas que possibilitam o deslizamento muscular. São presentes entre os músculos, ou entre um músculo e um osso.

Tipos de fibras musculares

A musculatura do ser humano do corpo humano é composta por dois tipos de fibras musculares principais, denominadas fibras vermelhas e fibras brancas. Estas também podem ser denominadas fibras do Tipo I ou contração lenta (vermelhas) e fibras do Tipo II ou contração rápida (brancas). Esta classificação foi feita por intermédio das principais características metabólicas e contráteis.

Fibras de contração lenta (TIPO I – Vermelhas)

Estas fibras são evidenciadas nos processos de resistência muscular e possuem algumas características específicas:

- Predomina o sistema aeróbio de energia na sua utilização.
- Utiliza o oxigênio como fonte principal de energia (oxidativas).
- Sua coloração é avermelhada em razão do grande número de mioglobina e mitocôndrias.
- Possuem alta resistência à fadiga.
- São predominantes em atividades de longa duração (aeróbias).

Fibras de contração rápida (TIPO II – Brancas)

Estas fibras são evidenciadas nos processo de força muscular e possuem como características principais:

- Predomina o sistema anaeróbio de energia em sua utilização.
- Capacidade alta de rápida contração, na qual a tensão gerada pode ser de 3 a 5 vezes maior comparada às fibras lentas.
- Utiliza para seu trabalho a glicose e a fosfocreatina (glicolítica).
- Fadigam mais rapidamente pelo sistema de energia que utilizam, porém geram movimentos rápidos e poderosos.
- Predomina em exercícios anaeróbios de movimentos mais intermitentes.

É importante ressaltar que estes dois tipos de fibras estão presentes por todo o grupamento muscular do corpo humano, sendo que existe um predomínio de determinada fibra de acordo com a individualidade biológica ou a especificidade da modalidade que o indivíduo pratica. Estes fatores fazem com que um padrão fisiológico de uma fibra seja mais evidente sobre outra (Quadro 1-1).[4]

Quadro 1-1. Aspectos gerais das fibras musculares

Métodos de classificação	Terminologia de classificação	
Coloração	Vermelha	Branca
Histoquímico	Tipo I	Tipo II
Fisiológico	Contração lenta	Contração rápida
Metabolismo	Oxidativo	Glicolítico
Limiar de fadiga	Alta resistência à fadiga	Baixa/moderada resistência à fadiga

Mecanismos da contração muscular

A contração muscular é o processo que os músculos geram uma tensão necessária para vencer uma resistência externa decorrente do gasto energético. Segundo Raff,[7] o componente da contração muscular pode ser dividido em oito etapas.

1. Um potencial de ação percorre um nervo motor até suas terminações nervosas.

2. Nas terminações nervosas é liberada uma pequena quantidade de acetilcolina (substancia neurotransmissora).

3. A acetilcolina atua sobre a membrana da fibra muscular, abrindo inúmeros canais acetilcolina-dependentes.

4. Abertura destes canais permite com que o íon sódio entre na membrana da fibra muscular, desencadeando um potencial de ação na fibra muscular.

5. O potencial de ação nas membranas da fibra muscular ocorre da mesma forma da que ocorre na membrana neural.

6. O potencial de ação além de despolarizar a membrana, passa para a profundidade da fibra, fazendo com que o retículo sarcoplasmático libere grande quantidade de íons cálcio para as miofibrilas.

7. O cálcio provoca forças de atração entre os filamentos de actina e miosina, permitindo que eles deslizem entre si, constituindo o processo contrátil.

8. Realizado o processo da contração, os íons de cálcio são bombeados de volta para o retículo sarcoplasmático, permanecendo armazenadas até um novo potencial de ação. A remoção do Cálcio põe fim à contração muscular.

COMPONENTES GERAIS DA FORÇA MUSCULAR

No treinamento resistido, também chamado de treinamento de força, treinamento contra resistência ou treinamento com pesos, é necessário a verificação de alguns componentes básicos que servem de pontos norteadores para a prescrição de um trabalho contundente.

Força explosiva

É a capacidade da manifestação de uma grande força no início de uma ativação ou concentração muscular em um curto espaço de tempo.[9]

Segundo Sargentim,[8] a força explosiva está relacionada com:

- Composição muscular (principalmente o número de fibras rápidas presentes no aparato muscular do atleta).
- Frequência de impulso.
- Sincronização.
- Coordenação intramuscular e intermuscular.
- Capacidades de força máxima, saída e recuperação.
- Velocidade de encurtamento muscular.

Força dinâmica

É a força em movimento, ou seja, Força Dinâmica é o tipo de capacidade na qual a força muscular se diferencia da resistência produzindo movimento. Na maioria dos casos de treinamento esta capacidade física é desenvolvida nas fases de preparação física geral. Pode ser chamada também como força máxima, força pura ou força isotônica. A força dinâmica pode dividir-se em dois subtipos:

1. **Força relativa:** é o quociente entre a força absoluta e o peso corporal do indivíduo.[3]
2. **Força absoluta:** é o valor máximo de força que uma pessoa pode desenvolver em um determinado movimento.

Força estática

Segundo Weineck[10] é aquela em que não existe encurtamento das fibras musculares, por este motivo, não há movimento. Há, porém, um aumento do tônus muscular, provocando um aumento da tensão muscular. Esse trabalho se chama isométrico (iso = igual; metria = medida).

CARGA DE TREINAMENTO E SEUS ASPECTOS DETERMINANTES

De acordo com Bompa[2] qualquer atividade física (ou atividade biomotora) leva à modificações anatômicas, fisiológicas, bioquímicas e psicológicas, e sua eficiência resulta da sua duração, distância e repetições (volume); da carga e da velocidade (intensidade), além da frequência da realização dessa carga (densidade).

Segundo Gomes,[3] para selecionarmos uma ótima carga de trabalho, deve-se levar em consideração alguns aspectos:

Conteúdo da carga

Pode ser determinada por dois aspectos do treinamento: o primeiro é o nível de especificidade, e o segundo é o potencial de treinamento.

Nível de especificidade

Ocorre pela maior ou menor similaridade ao exercício em uma abordagem totalizada. Isso pode englobar os exercícios em dois grupos como os de preparação especial e os de preparação geral.

Potencial de treinamento

Potencial de treinamento define-se como a forma em que a carga estimula a condição do atleta ou do indivíduo treinável. O potencial de treinamento dos exercícios reduz-se com o crescimento da capacidade de rendimento e consequentemente surge a necessidade de variar os exercícios. Por meio disto, usa-se a intensidade para alcançar implementos em seu rendimento. Os exercícios devem ser utilizados aumentando-os gradativamente e observando a sequência lógica.

Volume da carga

Como o primeiro componente do treinamento, o volume é o pré-requisito quantitativo do estímulo utilizado no processo de treinamento, para o elevado desempenho dos componentes fisiológicos dos indivíduos treináveis. O volume do treinamento é formado pelas seguintes manifestações:

Magnitude do volume

Trata-se da quantidade total da atividade realizada no treinamento de diferentes orientações que se desenvolvem em uma sessão, em um microciclo, em um mesociclo ou em um macrociclo. Bompa,[2] diz que à medida que um atleta (ou indivíduo) é capaz de realizar altos níveis de desempenho, o volume total do treinamento se torna mais importante. O alto volume de treinamento possui clara justificativa fisiológica e, sem isso, os atletas não conseguem maior adaptação e readaptação à dinâmica de treino ao qual estão inseridos.

CONCEITOS DO TREINAMENTO RESISTIDO (TR) — Capítulo 1

O desempenho melhora com o número de sessões de treinamento e da quantidade de trabalho cumprida em cada sessão, para todas as categorias de desportos.

Durante as primeiras etapas da vida desportiva, o aumento do volume vai auxiliar na melhora do rendimento, porém, uma vez que se chega ao alto nível, nem sempre há correspondência entre o incremento do volume e a melhora do resultado, e muitas vezes o aumento exagerado do volume pode diminuir a capacidade de rendimento do atleta.[3]

Intensidade da carga

Aborda o componente qualitativo do trabalho que um atleta realiza em dado momento. Ele também é um importante fator de treinabilidade. Assim como o que ocorre com a magnitude, a intensidade está relacionada com o nível do desportista (ou indivíduo) e, evidentemente, ao momento que se encontra na periodização do treinamento.

De acordo com Bompa[2], a intensidade é função da força dos impulsos nervosos que o atleta emprega em uma sessão de treinamento. A força do estímulo depende da carga, da velocidade de execução e da variação do intervalo de recuperação. Outro elemento da intensidade é o esforço psicológico gasto no exercício. O trabalho muscular e o envolvimento do Sistema Nervoso Central (SNC) na concentração máxima determinam a intensidade no período do treinamento e da competição.

Já Gomes[3] define a intensidade como força de estímulo que manifesta o desportista durante o esforço. No trabalho de força, uma pessoa não treinada deve utilizar pesos entre 30 e 40% de sua força máxima para conseguir um aumento consecutivo do rendimento, já um desportista treinado deve-se trabalhar com cargas acima dos 70%.

É possível medir a intensidade de acordo com o tipo de exercício. Os exercícios que envolvem velocidade são medidos em metros/segundo (m/s) ou taxa/minuto de realização do movimento. A intensidade realizada contra uma resistência pode ser medida em quilogramas ou kgm (um quilograma levantado por um metro contra a força da gravidade). A intensidade varia de acordo com a especificidade do trabalho que se realiza.[2]

Duração da carga

Segundo Gomes[3], a duração da carga de treinamento é um aspecto fundamental do volume. A distância percorrida e o tempo total gasto para completar toda a carga em uma sessão de treinamento devem ser considerados, também, como uma carga caracterizada pela sua duração.

As cargas de diferentes características apresentam limites a partir dos quais, em determinado momento da periodização de treinamento, esta mesma carga não provoca melhoras no rendimento. As cargas aeróbias provocam, em 1 mês, um aumento significativo dos índices de rendimento aeróbio. Com relação às cargas anaeróbias, o ritmo de melhora da capacidade de rendimento não evolui tanto quanto a capacidade aeróbia. Para conseguirem valores máximos de capacidade anaeróbia, é necessário de 3 a 4 meses de trabalho (12 a 16 semanas), precedido por um considerável auxílio do trabalho aeróbio.

A força explosiva estabiliza o seu crescimento em 3 ou 4 meses, porém, se no processo de treinamento as cargas de força explosiva forem aplicadas espaçadamente, essa condição poderá crescer até por volta de 10 meses.

De acordo com Bompa[2] a frequência na qual um atleta executa uma série de estímulos por unidade de tempo é denominada densidade de treinamento, que está relacionada entre as fases de trabalho e de recuperação. Uma densidade apropriada assegura a eficiência do treinamento evitando que o indivíduo atinja um estado crítico de fadiga ou exaustão. Uma densidade equilibrada pode levar também a uma ótima relação entre as sessões de treinamento e a recuperação.

Sessões com intensidade maior do que submáxima requerem intervalos de recuperação mais longos para facilitar a recuperação antes da próxima sessão. Sessões com baixa intensidade exigem um período de recuperação menor, porque a carga utilizada pelo atleta é baixa (Quadro 1-2).

Quadro 1-2. Parâmetros para a prescrição dos exercícios resistidos

Variável	Força	Potência	Hipertrofia	Resistência
Carga (% 1 AVMDC)	80-100	70-100	60-80	40-60
Repetições por série	1-5	1-5	8-15	25-60
Séries por exercício	4-7	3-5	4-15	2-4
Intervalo entre séries (min)	2-6	2-6	2-5	1-2
Duração (s por série)	5-10	4-8	20-60	80-150
Sessões por semana	3-6	3-6	5-7	8-14

EFEITOS DE TREINAMENTO

Gomes[3] ressalta que a influência da carga sobre o organismo não restringe ao tempo de execução do exercício de treinamento, mas abrange também o período de descanso após o trabalho. O efeito de treinamento, atingido como resultado da aplicação da carga, não permanece constante pelos seus parâmetros, mas se altera em função da continuidade do descanso, entre as influências e o acúmulo de efeitos de novas cargas. Podemos destacar os seguintes tipos de efeitos do treinamento:

Efeito imediato de treinamento

Caracteriza as alterações que ocorrem no organismo do atleta imediatamente, no período da execução do exercício ou na sua conclusão. As mudanças funcionais do organismo ocorrem de acordo com o mecanismo de adaptação imediata e o desenvolvimento dos processos de fadiga.

Efeito posterior de treinamento

É o que caracteriza as alterações no organismo do atleta, no período de recuperação até o próximo treinamento. As alterações no organismo ocorrem de acordo com as leis naturais dos processos de recuperação.

Efeito somatório de treinamento

É o resultado da soma dos efeitos de várias cargas de treinamento. As alterações no organismo são determinadas pelas condições de interação dos efeitos das cargas aplicadas.

Efeito acumulativo de treinamento

É o resultado da junção dos efeitos de alguns ciclos de influências e pelas consideráveis reestruturações de adaptação a longo prazo dos sistemas funcionais. A eficiência do processo de treinamento está consideravelmente condicionada pela compreensão da essência da relação "carga- efeito de treinamento".[3]

Modelos de trabalho no TR

Alguns modelos do treinamento resistido são muito empregados e utilizados. Para que os capítulos seguintes não lhe tragam dúvidas no que diz respeito à prescrição de treinamento, observe os modelos de trabalho aqui descritos.

Modelo A-B

Consiste na divisão dos grupamentos musculares em região superior (A: Peito, costas, ombros e braços) e em região inferior (B: Pernas e abdome) (Quadro 1-3).

Quadro 1-3. Exemplos da representação do modelo A-B com frequência semanal de 3, 4 e 5 vezes

	Dias	Segunda	Terça	Quarta	Quinta	Sexta
Frequência semanal	3 vezes	A	OFF	B	OFF	A
	3 vezes	B	OFF	A	OFF	B
	4 vezes	A	B	OFF	A	B
	4 vezes	B	A	OFF	B	A
	4 vezes	A	A	OFF	B	B
	5 vezes	A	B	A	B	A
	5 vezes	B	A	B	A	B
	5 vezes	A	A	B	B	A
	5 vezes	B	A	A	B	A

Modelo A-B-C

Consiste na divisão dos grupamentos musculares em região A (Peitoral e tríceps), região B (Costas, bíceps e ombro) e região C (pernas e abdome) (Quadro 1-4).

Desta forma, como esta obra visa uma abordagem das atividades resistidas com grupos de atenção especial, focaremos nestes dois tipos de trabalho, a fim de buscar uma melhor interpretação do leitor, o que não impede que os outros vários modelos de treino possam ser utilizados durante seu cotidiano de trabalho.

Quadro 1-4. Exemplos da representação do modelo A-B-C com frequência semanal de 3, 4 e 5 vezes

	Dias	Segunda	Terça	Quarta	Quinta	Sexta
Frequência semanal	3 vezes	A	OFF	B	OFF	C
	3 vezes	C	OFF	B	OFF	A
	3 vezes	B	OFF	A	OFF	C
	4 vezes	A	B	OFF	C	A
	4 vezes	B	C	OFF	A	B
	4 vezes	C	A	OFF	B	C
	5 vezes	A	B	C	A	B
	5 vezes	C	A	B	C	A
	5 vezes	A	C	B	C	A
	5 vezes	B	A	C	B	A

REFERÊNCIAS BIBLIOGRAFICAS

1. Aires MM. *Fisiologia*. 2. ed. Rio de Janeiro. Guanabara Koogan, 1999.
2. Bompa TO. *Treinamento total para jovens campeões*. São Paulo: Manole, 2002.
3. Gomes AC. *Treinamento desportivo: estrutura e periodização*. Porto Alegre: Artmed, 2002.
4. Grabowski T. *Princípios de anatomia e fisiologia*. 9. ed. Rio de Janeiro: Guanabara Koogan, 2002.
5. Guedes GP. *Treinamento personalizado em musculação*. São Paulo: Phorte, 2008.
6. Guyton AC, Hall JE. *Tratado de fisiologia médica*.10. ed. Rio de Janeiro: Guanabara Koogan, 2002.
7. Raff H. *Segredos em fisiologia*. Porto Alegre: Artmed, 2000.
8. Sargentim S. *Treinamento de força no futebol*. São Paulo: Phorte, 2010.
9. Verkhoshanski I. *Força: treinamento da potência muscular*. Londrina: CID, 1996.
10. Weineck J. *Treinamento ideal*. 9. ed. Barueri: Manole, 1999.

CAPÍTULO 2

TREINAMENTO RESISTIDO E OSTEOPOROSE

Herrique Miguel

Grande parte das fraturas ósseas ocasionadas em idosos, principalmente mulheres, são decorrentes da osteoporose. Também em decorrência do sedentarismo, estas doenças degenerativas crônicas têm aumentado gradativamente na população mundial, sendo o preço que se paga pela dependência total dos meios modernos.

A queda progressiva da atividade celular a partir da terceira década de vida dos seres humanos acarreta alterações estruturais fisiológicas, o que causa progressivos distúrbios ao estresse e aos processos patológicos.[9]

CONCEITUANDO A OSTEOPOROSE

A osteoporose está definida como doença desde 1994, pela Organização Mundial da Saúde. Os dados da Fundação Internacional de Osteoporose (IOF, 2003)[10] mostram uma projeção com relação ao Brasil em que 10 milhões de pessoas possuem osteoporose, dessa forma um valor aproximado de 1 para cada 17 pessoas tem osteoporose.

O tecido ósseo é o mais resistente do organismo humano, tendo como principais funções, a proteção das vísceras, a sustentação e a mobilização corporal, juntamente com o sistema muscular. Além disso, tem importantíssima função no armazenamento dos íons de cálcio e fosfato, liberando-os em situações adequadas para controle das concentrações iônicas. O cálcio é um íon essencial para o sistema ósseo, sendo encontrado em 99% da sua quantidade total depositada neste.

Como todas as demais células do organismo, as células ósseas passam por constantes alterações. No processo que chamamos de remodelagem óssea, os osteoclastos são responsáveis por degradar e remover a matéria antiga, enquanto os osteoblastos se designam a remodelar um "osso novo". Esta constante reabsorção pelos ossos, tende a diminuir com o tempo, causando enorme diminuição na densidade óssea. Desta forma, quando o indivíduo atinge um déficit de 30% ou mais nesta situação, diz-se que este está enquadrado em uma circunstância osteoporática.[15]

A osteoporose é causada, então, pelo déficit do depósito de cálcio nas células ósseas.

Tal fator se agrava com o tempo de vida (envelhecimento) e principalmente em mulheres, pois o estrogênio (hormônio responsável principalmente por controlar o ciclo menstrual, auxiliar na deposição de gordura e designar as características sexuais femininas) na fase da menopausa sofre um acentuado decréscimo, sendo este, também, fundamental responsável pela absorção de cálcio, o que acarreta em uma larga perca óssea no período pós-menopausa.

Desta forma, com os ossos menos densos e mais porosos, mulheres ficam muito mais propensas à lesões ou fraturas ósseas após determinada idade, levando ainda em consideração que o esqueleto feminino tende a ser pouco mais leve, em tamanho absoluto, quando comparado aos homens em idade adulta.[16]

Sinais e sintomas da doença

Os sinais e os sintomas da osteoporose são observados quando a doença já pode estar em um estágio avançado, apresentando grandes possibilidades de traumas e fraturas em atividades simples do cotidiano do indivíduo.

Segundo Cohen,[3] apesar de variar muito de pessoa para pessoa, a osteoporose pode manifestar-se das seguintes formas (Quadro 2-1).

Quadro 2-1. Sinais e sintomas da Osteoporose	
Sinais	Sintomas
• Dor aguda da região lombar • Perda de peso • Tolerância diminuída para exercícios simples • Mudança de postura • Diminuição da altura • Dores sem localização definida, tanto nas pernas, braços etc.	• Fratura do quadril, punho e vértebras • Gibosidade na região cervical/torácica

PROCESSO DE REMODELAGEM ÓSSEA

De acordo com os relatos de Nunes,[12] observa-se que o tecido ósseo sempre está em constante renovação por ação de dois tipos de células: os osteoblastos e os osteoclastos. De acordo com a autora, estas células representam uma pequena parte do tecido ósseo, mas são as responsáveis pela contínua formação e reabsorção óssea, fazendo com que o sistema esquelético responda às forças mecânicas geradas pela tração muscular e atividade física.

Podemos, ainda, definir osteoblastos como células formadoras de tecido ósseo e os osteoclastos como células destruidoras do osso. Aparentemente a perda óssea ocorre quando os osteoclastos criam cavidades em excesso, e os osteoblastos falham no preenchimento das cavidades ou quando ambos ocorrem. Desta forma, os processos não se equilibram havendo, portanto, balanço negativo no processo de remodelação óssea.[12]

Um dos fatores mais importantes deste processo de remodelagem óssea se observa nas quantidades de Cálcio depositadas no organismo. Willmore e Costill[20] relatam que o cálcio ingerido via alimentação é absorvido no intestino delgado o que faz aumentar a concentração deste íon onde é depositado rapidamente no tecido ósseo pelos osteoblastos (células responsáveis pela formação ou remodelagem óssea), e inversamente, quando a concentração encontra-se baixa, o cálcio nos ossos é reabsorvido, ou degradado pelos osteoclastos, que liberaram cálcio no sangue, por isso, durante a vida, os ossos estão em constante alteração.

CLASSIFICAÇÃO DOS TIPOS DE OSTEOPOROSE

Segundo Slipman e Whyte,[18] a osteoporose é dividida em localidade e categorias generalizadas, e essas duas categorias estão classificadas como osteoporoses primária e secundária.

A osteoporose primária ocorre em pacientes no qual a causa secundária não pode ser identificada, incluindo a osteoporose juvenil e a idiopática (causa desconhecida) do tipo I e II.

A osteoporose juvenil ocorre em crianças ou jovens adultos de ambos os sexos. Os indivíduos têm uma função gonodal normal, com idade normalmente entre 8 e 14 anos de idade. O fato marcante é uma intensa dor óssea seguindo de um trauma.

A osteoporose tipo I ocorre em mulheres entre 50 e 60 anos de idade, se observa pela fase acelerada de perda óssea, que ocorre primariamente pela parte trabecular, esponjosa ou reticular (tecido ósseo que se classifica pela sua alta porosidade, entre 30-90%). Nessa fase, são comuns as fraturas de antebraços, na porção distal, e de vértebras lombares.

A osteoporose do tipo II (associada à idade ou senilidade) ocorre tanto em homens quanto em mulheres com mais que 70 anos de idade. Essa forma de osteoporose representa a perda óssea associada à idade, as fraturas compreendem tanto a porção óssea cortical ou compacta (tecido ósseo que se classifica pela baixa porosidade, entre 5-30%) e a trabecular, com fraturas adicionais de punho, vértebras lombares e quadril.

A osteoporose secundária ocorre por uma subjacente doença, que inclui: doenças metabólicas, doença do tecido conectivo, doença óssea, imobilização e uso de drogas. O histórico clínico nem sempre pode ser completamente revelador, como um paciente com doença metatástica pode desenvolver fraturas por compressão pela osteoporose secundária: pela quimioterapia, pela administração de esteroides e pela terapia de radiação que podem debilitar o osso.

EXERCÍCIOS FÍSICOS E OSTEOPOROSE

Os exercícios físicos dirigidos, principalmente os que tendem a ser praticados contra resistência (exercícios com pesos), tem-se tornado fator fundamental em quase 95% dos casos de controle da osteoporose no país. Quando realizado adequadamente, beneficia o indivíduo mesmo que em fases tardias do processo osteoporático. O exercício voltado para o indivíduo com osteoporose visa o fortalecimento ósseo, bem como a melhora do sistema muscular que ajudará na metodologia de reestruturação do sistema locomotor.

Pinto e Chiapeta[15] nos mostram que o treinamento de força muscular, em intensidade moderada a alta (até 80% da carga máxima do indivíduo), em três sessões semanais de trabalho, possui efeito significativo contra a perda de deposição óssea no organismo. Importante ressaltarmos que não apenas os exercícios resistidos têm parte integrante fundamental no controle da osteoporose. Os exercícios aeróbios também podem ser utilizados para tais indivíduos, pois o simples fato de estarem atuando contra a ação da gravidade, na força exercida sobre o indivíduo no gestual da corrida, por exemplo, já auxilia na manutenção da densidade óssea, principalmente de membros inferiores.

Seria de fundamental importância que todos se conscientizassem sobre tal posicionamento, pois, desta forma, conseguiriam chegar à terceira idade sem sofrer absurdamente com os problemas da deposição de cálcio no organismo, porque entre os 20 e 30 anos tem-se o pico de massa óssea, sendo que a partir deste momento, fisiologicamente começarão as perdas graduais e a aceleração na atividade osteoclástica.[19]

ABORDAGENS NA PERIODIZAÇÃO DO TR PARA A OSTEOPOROSE

Quando a força é aplicada ao osso, ele se curva ou é temporariamente deformado. A mensuração da tensão em relação à deformação óssea depende da magnitude e da direção da força, distância do ponto de aplicação da força à áxis do arqueamento (braço de alavanca) e o momento da inércia do osso.

A regulação da força óssea é uma função das forças mecânicas ou sobrecargas em que os respectivos ossos do esqueleto são expostos.[1]

Pelo que se pode notar, o treinamento de força com menor número de repetições (cerca de 8 a 10) e aproximadamente 80% do peso máximo possível para a realização da mesma resulta em melhoras mais consideráveis na densidade mineral do osso do que exercícios com pesos mais leves e com número mais elevado de repetições.[4,7]

No treinamento resistido para indivíduos com osteoporose, sugere-se que sejam feitos de 8 a 10 tipos de exercícios, uma série entre moderada e alta intensidade, e preferencialmente de 2 a 3 vezes por semana, sendo que de 8 a 10 repetições para indivíduos mais novos e de 10 a 15 repetições para os indivíduos mais velhos.[5]

Todavia, existem, ainda, vários fatores a serem considerados quando se pensa em aumento de força e densidade óssea, como o fato de que o osso não responde à atividade física tão rápido quanto o músculo.[8]

Segundo Fleck,[7] o treinamento com pesos pode proceder em um aumento da força muscular em poucos meses ou até semanas, enquanto as modificações na força e na densidade óssea exigem anos. Sendo assim, se o treino tiver o intuito de aumentar força e densidade óssea é recomendável que o mesmo seja realizado regularmente por um longo período (periodização do treinamento resistido).

Em estudo de Duque Filho e Ruffo,[6] observamos alguns relatos sobre o treinamento resistido sobre a perda da massa óssea (Quadro 2-2).

Alguns princípios do treinamento de força também devem ser considerados na avaliação e na prescrição de qualquer atividade intensa ou de impacto para a osteoporose, como:[1]

Princípios do treinamento de força

Princípio da especificidade
O maior impacto da atividade deve ser no local onde a densidade mineral óssea será medida, como resposta à sobrecarga gerando um efeito localizado.

Princípio da sobrecarga
Para o efeito alterar a massa óssea, o estímulo do treinamento deve exceder a sobrecarga normal.

Princípio da reversibilidade
O efeito positivo de um programa de treinamento sobre o osso pode ser perdido se o programa for interrompido.

Quadro 2-2. Estudos sobre TR e perda de massa óssea (Adaptado de Duque Filho e Ruffo)[5]

Referência	Tipo de estudo e tipo de pessoas	Atividade praticada	Resultados
Ouriques & Fernandes, 1997[13]	50 mulheres com idade média de 61 anos. Divididas em dois grupos: ativas (estudo) e sedentárias (controle), sendo 20 ativas e 30 sedentárias	Flexibilidade, força e equilíbrio, sessões de 3 a 4 vezes semanais com duração de 60 minutos cada a 75% da FCM	O grupo ativo apresentou uma maior DMO no colo do fêmur, na coluna e no triângulo de Wards, em relação ao grupo de sedentárias
Trindades &, Rodrigues, 2007[19]	2 mulheres com idade média 71 anos, portadoras de osteoporose	Exercícios de resistência 3 vezes por semana	Uma das participantes treinou durante 4 meses e obteve melhora na DMO do fêmur e das vértebras lombares. A outra participante, durante 16 meses, obteve uma melhora da DMO do fêmur e uma diminuição da DMO das vértebras lombares, isso devido aos resultados serem localizados
Borba-Pinheiro et al., 2010[2]	16 mulheres portadoras de osteopenia e/ou osteoporose. Divididas em dois grupos, ativas (estudo) e sedentárias (controle), sendo 9 ativas e 7 sedentárias	Treinamento resistido, sessões de 3 vezes por semana (alternados), com duração de 60 minutos cada, durante 12 meses	No grupo ativo houve uma melhora significativa na DMO da lombar, do trocânter maior e do colo do fêmur, e o triângulo de Wards manteve-se estável. Já o grupo sedentário apresentou uma diminuição DMO nas mesmas variáveis, porém foram valores insignificantes

TREINAMENTO RESISTIDO E OSTEOPOROSE — Capítulo 2

Santos, Melo & Moser, 2004[17]	Questionário com 200 mulheres com idade média de 51 anos com coeficiente de variação de 11,8% selecionadas aleatoriamente e a maioria apresentando DMO normal (52,5%), sendo essas 200 mulheres, praticantes ou não de atividades físicas na infância, na adolescência ou atualmente	Exercícios que possam influenciar na massa óssea. Esses praticados na infância, na adolescência e atualmente	Constatou-se que a perda de DMO nas não praticantes de AF foi significativamente maior do que nas que praticavam. Houve uma probabilidade de 96% de que as mulheres que não praticaram atividade física, durante a infância e a adolescência, tenham tido maior perda óssea na menopausa do que aquelas que praticaram
Pruitt L A et al., 1992 apud Oliveira (2011)[14]	Mulheres com média de idade de 54 anos	Exercícios de força, 3 vezes semanais (15 a 10 RM), durante 9 meses	Aumento na DMO da lombar, e diminuição no grupo-controle
Ryan A S et al., 1994 apud Oliveira (2011)[14]	Homens e mulheres com idades entre 20 a 74 anos	Treinamento resistido 3 vezes semanais com 12 a 15 RM, durante 24 semanas	Aumento na DMO do colo femoral, trocânter maior e triângulo de Wards, e DMO total e da perna
Kemmler W et al., 2002 apud Oliveira (2011)[14]	Mulheres com idade média entre 50 e 58 anos	Treinamento de força 2 vezes semanais com 50 a 90% de 1 RM, incluído com exercícios de saltos nos intervalos	Aumento na DMO lombar de 1,3% no grupo de treino e diminuição na DMO lombar e femoral no grupo-controle

Princípio dos valores iniciais

Os indivíduos com baixos níveis de densidade mineral óssea têm maior capacidade para melhorar percentualmente os resultados, já aqueles indivíduos com valores médios ou acima da média para a massa óssea têm menor capacidade.

Princípio da reposta diminuída

Cada pessoa tem um limite individual biológico que determina a magnitude do efeito do treinamento. Quando este limite está próximo, os ganhos na massa óssea podem ser lentos e em alguns casos alcançar um platô.

APONTAMENTOS SOBRE O TR PARA A OSTEOPOROSE

Algumas posições devem ser observadas durante o trabalho com indivíduos osteoporáticos, a fim de maximizar o trabalho e minimizar o risco de acidentes, ou até mesmo fraturas durante o processo de trabalho com nosso cliente:

- A atividade física com sustentação de pesos é fundamental para o desenvolvimento e a manutenção de ossos fortes e sadios.
- É possível que ocorra o aumento de massa óssea durante o trabalho, porém o mais importante é a manutenção da massa óssea.
- Atividades centradas no aumento de força muscular também trazem benefícios para este tipo de indivíduo.
- O trabalho físico não substitui por completo o acompanhamento médico, devendo haver uma multidisciplinaridade para que o indivíduo reduza ao máximo a possibilidade de lesões e fraturas provenientes da osteoporose.

Seguindo tais procedimentos, podemos citar alguns benefícios causados pela atividade física para indivíduos osteoporáticos, após um planejamento, a médio prazo com o acompanhamento nas sessões de trabalho (Quadro 2-3):

- Redução da perda de massa óssea.
- Leve aumento na deposição de cálcio nos ossos.
- Fortalecimento do sistema locomotor.

Quadro 2-3. Variáveis do TR para osteoporose

Carga (% de 1 RM ou AVMDC)	Séries	Repetições	Exercícios por sessão	Intervalo	Frequência semanal
40 a 85	2 a 5	8 a 15	8 a 10	45 a 90 s	2 a 5 vezes

- Leve redução dos problemas relacionados com a menopausa nas mulheres.
- Menor risco de fraturas provenientes da porosidade óssea.
- Aumento da confiança e bem-estar do cliente.[10]

PROPOSTAS PRÁTICAS PARA A PRESCRIÇÃO DO TR PARA OSTEOPOROSE

De acordo com os parâmetros descritos durante este capítulo, podemos embasar as propostas práticas de acordo com os modelos a seguir.

Exemplos de treino

Com frequência de 3 dias na semana (Quadros 2-4 e 2-5)

Quadro 2-4. Exemplo de treino A-B (3 sessões semanais)

Dia da semana	Tipo de treino	Exercício	Séries	Repetições	Recuperação
Segunda	A	Supino reto	3	9-11	45 a 90 s
		Supino reto com halteres	3	8-10	
		Pec deck	3	8-10	
		Rosca direta	3	8-10	
		Rosca alternada	4	8-10	
		Tríceps coice	3	9-11	
		Tríceps testa	4	8-10	
		Elevação anterior	4	9-11	
Quarta	B	Agachamento	3	9-11	45 a 90 s
		Leg press	3	8-10	
		Cadeira extensora	3	8-10	
		Stiff	3	8-10	
		Avanço	3	8-10	
		Abdominal prancha	4	12-14	
		Abd. pernas elevadas	4	12-14	
		Abdominal *crunch*	4	12-14	
Sexta	A	Puxada alta aberta	3	9-11	45 a 90 s
		Puxada baixa aberta	3	9-11	
		Puxada alta inversa	3	8-10	
		Tríceps corda	4	8-10	
		Tríceps polia alta	3	8-10	
		Rosca inversa	4	8-10	
		Rosca *schot*	3	8-10	
		Desenvolvimento	4	9	
		Elevação lateral	3	9	

TREINAMENTO RESISTIDO E OSTEOPOROSE — Capítulo 2

Quadro 2-5. Exemplo de treino A-B-C (3 sessões semanais)

Dia da semana	Tipo de treino	Exercício	Séries	Repetições	Recuperação
Segunda	A	Supino reto	3	11-12	45 a 90 s
		Supino com halteres	3	10-12	
		Pec deck	4	10-12	
		Cross over	4	9-11	
		Tríceps testa	4	9-11	
		Tríceps coice	3	9-11	
		Tríceps polia alta	3	9-11	
Quarta	B	Remada unilateral	3	10-12	45 a 90 s
		Puxada alta aberta	3	10-12	
		Puxada baixa aberta	3	8-10	
		Puxada baixa inversa	4	8-10	
		Rosca direta	3	8-10	
		Rosca martelo	3	9-11	
		Rosca *schot*	4	8-10	
		Desenvolvimento	3	10-12	
		Elevação anterior	3	8-10	
Sexta	C	Avanço	4	8-10	45 a 90 s
		Cadeira extensora	3	9-11	
		Afundo	3	9-11	
		Abdução com caneleiras	3	10-12	
		Extensão dos pés sentado	4	13-15	
		Abdominal lateral	3	13-15	
		Abd. pernas elevadas	4	13-15	
		Abdominal prancha	3	13-15	

Com frequência de 4 dias na semana (Quadro 2-6 e 2-7)

Quadro 2-6. Exemplo de treino A-B (4 sessões semanais)

Dia da semana	Tipo de treino	Exercício	Séries	Repetições	Recuperação
Segunda	A	Supino inclinado	5	8	45 a 90 s
		Fly inclinado com halteres	3	9-11	
		Pull over	3	8-10	
		Tríceps polia alta	5	8	
		Tríceps invertido	3	9-11	
		Rosca schot	5	8	
		Rosca martelo	3	9-11	
		Elevação anterior	3	9-11	
		Elevação de ombros	3	9-11	
Terça	B	Leg press	4	10-12	45 a 90 s
		Cadeira flexora	4	8-10	
		Extensão dos pés sentado	4	8-10	
		Agachamento	3	8-10	
		Adução na polia baixa	3	8-10	
		Abdominal prancha	4	11-13	
		Abdominal inclinado	4	11-13	
		Abd. com sobrecarga	4	11-13	
Quinta	A	Remada unilateral	5	8-10	45 a 90 s
		Remada cavalo	3	8-10	
		Puxada baixa inversa	3	8-10	
		Rosca concentrada	5	8-10	
		Rosca direta	3	10-12	
		Tríceps supinado	5	8-10	
		Tríceps francês	3	10-12	
		Elevação lateral	3	9-11	
		Desenvolvimento	3	9-11	
Sexta	B	Avanço	4	10-12	45 a 90 s
		Cadeira extensora	3	10-12	
		Abdução polia baixa	3	10-12	
		Afundo	4	8-10	
		Extensão dos pés em pé	3	9-11	
		Abdominal lateral	4	13-15	
		Abd. com rotação de tronco	4	13-15	
		Abd. sustentado	4	13-15	

Quadro 2-7. Exemplo de treino A-B-C (4 sessões semanais)

Dia da semana	Tipo de treino	Exercício	Séries	Repetições	Recuperação
Segunda	A	Supino reto	4	10-12	45 a 90 s
		Fly	4	8-10	
		Cross over	3	10-12	
		Crucifixo	3	10-12	
		Tríceps supinado	4	8-10	
		Tríceps coice	4	8-10	
		Tríceps francês	4	8-10	
Terça	B	Puxada alta posterior	3	9-11	45 a 90 s
		Remada cavalo	3	9-11	
		Puxada baixa aberta	4	8-10	
		Puxada baixa inversa	4	8-10	
		Rosca direta	3	11-13	
		Rosca schot	3	11-13	
		Rosca concentrada	3	11-13	
		Elevação anterior	4	10-12	
		Desenvolvimento	4	10-12	
Quinta	C	Agachamento	4	11-13	45 a 90 s
		Cadeira flexora	3	10-12	
		Leg press	3	10-12	
		Stiff	3	10-12	
		Extensão de pés sentado	3	11-13	
		Abdominal prancha	4	13-15	
		Abd. pernas elevadas	4	13-15	
		Abdominal lateral	4	13-15	
Sexta	A	Supino declinado	3	9-11	45 a 90 s
		Crucifixo declinado	3	10-12	
		Pec deck	3	11-13	
		Cross over	3	12-14	
		Tríceps corda	4	8-10	
		Tríceps coice	4	8-10	
		Tríceps testa	4	8-10	

Com frequência de 5 dias na semana (Quadros 2-8 e 2-9)

Quadro 2-8. Exemplo de treino A-B (5 sessões semanais)

Dia da semana	Tipo de treino	Exercício	Séries	Repetições	Recuperação
Segunda	A	Supino com halteres	4	10-12	45 a 90 s
		Fly	3	10-12	
		Pec deck	3	10-12	
		Rosca alternada	4	9-11	
		Rosca martelo	3	10-12	
		Tríceps polia alta	3	10-12	
		Tríceps corda	4	9-11	
		Elevação lateral	3	9-11	
		Elevação de ombros	3	9-11	
Terça	B	Agachamento	3	9-11	45 a 90 s
		Leg press	3	9-11	
		Extensão de pés sentado	4	8-10	
		Cadeira flexora	3	8-10	
		Stiff	3	8-10	
		Abd. pernas elevadas	4	12-14	
		Abdominal prancha	4	12-14	
		Abdominal lateral	4	12-14	
Quarta	A	Remada unilateral	5	8-10	45 a 90 s
		Puxada alta aberta	4	9-11	
		Puxada alta fechada	3	10-12	
		Tríceps supinado	4	10-12	
		Tríceps francês	3	10-12	
		Rosca direta	4	10-12	
		Rosca schot	3	10-12	
		Elevação anterior	3	9-11	
		Desenvolvimento	3	9-11	

Quadro 2-8. Exemplo de treino A-B (5 sessões semanais) *(Cont.)*					
Dia da semana	Tipo de treino	Exercício	Séries	Repetições	Recuperação
Quinta	B	Afundo	4	8-10	45 a 90 s
		Adução polia baixa	3	9-11	
		Cadeira extensora	4	9-11	
		Abdução com caneleiras	3	9-11	
		Avanço	4	9-11	
		Abdominal sustentado	3	11-13	
		Abdominal lateral	3	11-13	
		Abd. com sobrecarga	3	11-13	
Sexta	A	Supino reto	4	8-10	45 a 90 s
		Crucifixo	4	9-11	
		Supino declinado	4	10-12	
		Rosca concentrada	3	10-12	
		Rosca inversa	3	9-11	
		Tríceps coice	3	9-11	
		Tríceps testa	3	11-13	
		Desenvolvimento	3	11-13	
		Elevação de ombros	3	11-13	

Quadro 2-9. Exemplo de treino A-B-C (5 sessões semanais)

Dia da semana	Tipo de treino	Exercício	Séries	Repetições	Recuperação
Segunda	A	Supino reto	4	8-10	45 a 90 s
		Crucifixo	4	8-10	
		Cross over	4	8-10	
		Pec deck	3	8-10	
		Tríceps francês	4	9-11	
		Tríceps coice	4	9-11	
		Tríceps polia alta	3	9-11	
Terça	B	Puxada baixa "V"	4	9-11	45 a 90 s
		Puxada baixa inversa	3	9-11	
		Remada cavalo	3	8-10	
		Remada unilateral	3	8-10	
		Rosca *schot*	4	8-10	
		Rosca martelo	4	8-10	
		Rosca concentrada	4	8-10	
		Desenvolvimento	3	9	
		Elevação de ombros	3	9	
Quarta	C	Avanço	4	10-12	45 a 90 s
		Cadeira extensora	4	10-12	
		Afundo	3	8-10	
		Adução polia baixa	3	9-11	
		Extensão de pés sentado	4	8-10	
		Abd. com sobrecarga	4	13-15	
		Abdominal na prancha	4	13-15	
		Abdominal sustentado	4	13-15	
Quinta	A	Supino declinado	4	8-10	45 a 90 s
		Fly declinado	3	10-12	
		Crucifixo	3	10-12	
		Pull over	3	10-12	
		Tríceps supinado	3	9-11	
		Tríceps corda	3	9-11	
		Tríceps testa	4	9-11	

Quadro 2-9. Exemplo de treino A-B-C (5 sessões semanais) *(Cont.)*

Dia da semana	Tipo de treino	Exercício	Séries	Repetições	Recuperação
Sexta	B	Puxada alta aberta	4	9-11	45 a 90 s
		Puxada alta aberta inversa	3	10-12	
		Puxada alta posterior	3	9-11	
		Remada curvada	3	8-10	
		Rosca alternada	4	10-12	
		Rosca direta	3	9-11	
		Rosca *schot*	3	8-10	
		Elevação anterior	3	8-10	

REFERÊNCIAS BIBLIOGRÁFICAS

1. American College of Sports Medicine. Posicionamento oficial osteoporose e exercício, 1995;27(4):1-8.
2. Pinheiro CJB, Carvalho MCGA, Silva NSL et al. Efeitos do treinamento resistido sobre variáveis relacionadas com a baixa densidade óssea de mulheres menopausadas tratadas com alendronato. *Rev Bras Med Esporte* 2010 Mar./Abr.;16(2).
3. Cohen T. *Como enfrentar a osteoporose ou o enfraquecimento dos ossos*. São Paulo: Ícone, 1988.
4. Cunha CEW, Pontes Jr FL, Bacurau RFP et al. Os exercícios resistidos e a osteoporose em idosos. *Rev Bras Prescrição e Fisiologia do Exercício, São Paulo* 2007 Jan./Fev.;1(1):18-28.
5. Dantas EHM. *Exercício, maturidade e qualidade de vida*. Rio de Janeiro: Shape, 2003.
6. Duque Filho JJ, Ruffo MLO. Benefícios da atividade física na terceira idade: treinamento de força como prevenção da osteoporose. Lecturas Educacion Fisica y Deportes. Buenos Aires. *Revista Digital*. Acesso em: 17 Out. 2013. Disponível em: <http://www.efdeportes.com/efd179/forca-como-prevencao-da-osteoporose.htm>
7. Fleck SJ. (tradução Denise Sales). *Treinamento de força para fitness e saúde*. São Paulo: Phorte, 2003.
8. Florindo AA. *Atividade física habitual e densidade mineral óssea em homens adultos e idosos*. Monografia (Mestre em Epidemiologia). São Paulo: Faculdade de Saúde Pública da Universidade de São Paulo, 2000. 76p.
9. Ghorayeb N, Barros T. *O exercício*. São Paulo: Atheneu, 1999.
10. International Osteoporosis Foundation. *The Facts about osteoporosis and its impact: frequency, impact, costs*. Latin América. 2003; Disponível em: <http://www.osteofound.org/osteoporosis>
11. Miguel H. *Academia: conceitos básicos para jovens profissionais*. Rio de Janeiro: Revinter, 2012.
12. Nunes JF. *Atividade física e osteoporose*. Londrina: Midiograf, 2001.
13. Ouriques EPM, Fernandes JA. Atividade física na terceira idade: uma forma de prevenir a osteoporose? *Rev Bras Ativ Física e Saúde* 1997;2(1):53-59.

14. Oliveira RAPF. Os benefícios do treinamento de força no aumento da densidade mineral óssea em mulheres menopausadas associada à dieta rica em cálcio. Monografia. Pós Graduação em Nutrição Esportiva. Rio de Janeiro: Universidade Gama Filho, 2011, 22p.
15. Pinto RMA, Chiapeta SMS. O cálcio, o estrógeno e a atividade física na intervenção da osteoporose em mulheres do climatério. *Rev Mineira de Educação Física* 1995;3:5-16.
16. Raso V et al. Exercício com pesos para pessoas idosas. *Rev Ativ Fís Saúde* 1997;2(4):17-26.
17. Moser DC, Melo SIL, Santos SG. Influência da atividade física sobre a massa óssea de mulheres. *Rev Bras Cineantropometria Desempenho Humano* 2004;6(1):46-53.
18. Slipman C, Whyte IIW. Osteoporosis (Secundary). 2003. Acesso em: 21 Out. 2013. Disponível em: <http://www. emedicine. com>
19. Trindades RB, Rodrigues GM. Exercício de resistência muscular e osteoporose em idosos. *Revista Mackenzie de Educação Física e Esporte* 2007;6(3).
20. Wilmore JH, Costill DL. *Fisiologia do esporte e do exercício*. 2. ed. São Paulo: Manole, 2001.

CAPÍTULO 3
TREINAMENTO RESISTIDO PARA GESTANTES

Evandro Ossain de Almeida
Henrique Miguel

Sonho da maioria das mulheres, gerar uma vida talvez seja o momento mais especial de um ciclo cronológico. São aproximadamente 36 semanas de gravidez, em que a gestante sofre alterações e adaptações anatômicas e fisiológicas.[5]

Durante a gestação, mudanças sistêmicas e físicas vão transformando o corpo da mulher. As mudanças sistêmicas são identificadas nos desconfortos respiratórios, salivação, alterações gastrointestinais com gases, mudança na coloração de pele, azia, obstipação e regurgitação. Dentre as mudanças físicas, observam-se alterações locais como o aumento do útero e das mamas.[12]

O constante crescimento na região do útero acarreta no aumento da musculatura abdominal, gerando um deslocamento no centro de gravidade, além da liberação de hormônios como estrógeno e relaxina, que contribuem a um crescente afrouxamento dos ligamentos. Essas modificações podem causar uma lordose exagerada, gerando um processo doloroso em decorrência da sobrecarga nos músculos lombares e posteriores de coxa.[18] O aumento do peso da mama também provoca o encurtamento dos músculos lombares e peitorais.[8]

Além das alterações musculosesqueléticas, ocorrem também alterações ao nível cardiovascular e respiratório. Uma hipertrofia cardíaca leve ocorre durante a gestação. Como o aumento do útero provoca um pequeno deslocamento para cima do diafragma, o coração também se eleva e tem uma rotação anterior para esquerda. O pulso também aumenta aproximadamente 10 e 15 bpm entre a 14º e 20º semana de gestação.[14]

As exigências de oxigênio materno aumentam, decorrente da aceleração do metabolismo e a hipertrofia de tecidos mamários e uterinos.[15]

O diafragma desloca-se até 4 cm durante a gestação, o que torna a inspiração profunda mais difícil, levando a gestante a uma respiração apical, com diminuição do volume corrente e aumento da frequência respiratória.[23]

Apesar das mudanças fisiológicas e biomecânicas acarretarem alguns problemas como os posturais, os exercícios podem intervir, proporcionando melhoras físicas, na qualidade de vida e bem-estar da gestante e do feto.[1]

IMPORTÂNCIA DA PRÁTICA DE EXERCÍCIOS DURANTE A GESTAÇÃO

Inúmeras questões são levantadas a respeito da prática de atividades físicas por gestantes, já que preocupações quanto à ocorrência de partos prematuros, receios de abortos, baixo desenvolvimento dos fetos e lesões musculoesqueléticas em decorrência da prática de atividade física são comuns entre as gestantes.[4]

Mesmo havendo situações controversas sobre a prática de atividade física no período gestacional, a realização de atividades por parte das gestantes tem-se tornado cada vez mais crescente. Há tempos atrás, as gestantes eram aconselhadas a reduzirem ou até mesmo interromperem suas atividades e trabalho ocupacional, principalmente durante a fase final de gestação, acreditando-se que a pratica de exercício causaria riscos de um trabalho de parto prematuro.[20] Porém, estudos e publicações do American College of Obstetricians and Gynecologists (ACOG) afirmam que a prática de exercícios regulares promovem benefícios à saúde, e praticado durante a gestação, pode auxiliar a saúde da mulher pelo resto da vida.[3]

As mulheres grávidas sem contraindicação para a prática de exercícios devem estimuladas a se exercitarem durante toda a gestação, haja vista que o exercício regular durante a gravidez proporciona benefícios à saúde e aptidão tanto para a mãe quanto para o filho. Além disso, o exercício pode prevenir quanto ao risco de condições associadas à gestação, como hipertensão induzida pela gravidez e diabetes gestacional.[2]

Dentre as atividades indicadas para esse grupo, os exercícios resistidos ou musculação dividem muitas opiniões sobre sua recomendação ou não.[6] Batista *et al.*, 2003 apud Costa,[9] indica a musculação como uma atividade não recomendada durante a gestação. Por outro lado, Matsudo[16] afirma que, apesar da prática de exercícios resistidos serem considerados de risco moderado, pode ser praticado pela gestante, desde que tomado certas precauções.

A prática dos exercícios resistidos traz ótimos benefícios à saúde da gestante, por produzir diferentes respostas no organismo da mulher, como cardiovascular, respiratórias, metabólicas e psicológicas. As mudanças na composição corporal também são notáveis, diminuindo o peso gordo e aumentando massa magra e força muscular, além da preservação dos ossos fortes e sadios.[5] Essas mudanças corporais, bem como o fortalecimento muscular, deixam a gestante mais hábil a realizar atividades diárias, sustentar seu peso corporal, melhorar a postura e amenizar a lombalgia, uma das maiores queixas durante a gestação.[17]

NORMAS E CONTRAINDICAÇÕES DO EXERCÍCIO RESISTIDO NA GRAVIDEZ

O treinamento resistido ou musculação é uma modalidade bastante discutida quanto a sua prática ou não durante o período gestacional.[6] Apesar de ser uma modalidade que apresenta um risco moderado a gestante, os exercícios resistidos são regularmente recomendadas às gestantes.[22]

Defendida como modalidade que realiza os exercícios contra resistência, a musculação pode ter como objetivo ambiente competitivos, profilático, terapêutico, recreativo, estético e de preparação física.[9]

A ACSM[2] cita que a prescrição do exercício a mulheres grávidas consiste nas mesmas recomendações para a população adulta em geral, porém monitorando e ajustando as prescrições de exercícios conforme os sintomas, capacidades e desconfortos da mulher.

Matsudo e Matsudo[17] recomendam a prática de 2 vezes na semana, com estimulação de 10 a 15 grupos musculares. O trabalho deve ser feito com carga moderada, de 30 a 40% da carga máxima, entre 3 e 5 séries com no máximo 10 repetições. A recuperação energética deve ser total.

Há também a recomendação de que a frequência cardíaca não ultrapasse os 140 bpm.[20]

Fischer[10] cita algumas recomendações de suma importância para a prática segura da atividade. Dentre elas se destaca:

- Evitar exaustão e fadiga.
- Evitar exercícios em posição supinada.
- Evitar manobra de Valsalva.
- Realizar aquecimento e resfriamento.
- Adequada ingestão calórica e boa hidratação.
- Alerta aos sinais de desidratação e sobretreinamento.

Das propostas citadas anteriormente, três são de suma importância para a prescrição da musculação.

Realizar exercícios na posição supinada (barriga para cima) após o primeiro trimestre de gestação é um fator contraindicante da musculação à gestante.[4] Tal posição está relacionada com a redução do débito cardíaco e a um possível retorno venoso, que pode dificultar a circulação sanguínea.[11] Desta maneira, exercícios como supino reto, *leg press*, entre outros são totalmente contraindicados. Além de toda dificuldade provocada ao sistema circulatório, existem também os riscos de acidentes com implementos com halteres e barras, que por estar sempre próxima a região abdominal, o risco de traumatismo sobre a região do abdome é sempre grande.[9]

A execução da manobra de Valsalva também é um fator que deve ser proibido durante a musculação. O ato de bloquear a circulação sanguínea durante a execução do movimento aumenta o percentual isométrico da atividade, conduzindo a uma elevação da resistência periférica na passagem sanguínea, apresentando uma pressão arterial mais alta, consequentemente necessitando de uma solicitação cardíaca maior e uma elevação da frequência cardíaca.[9]

Ainda segundo Costa,[9] a terceira situação que contraindica a musculação durante o período gestacional é a aplicação das altas cargas tensionais. Cargas bastante elevadas fazem com que a gestante corra riscos de ser levada a fadiga e a exaustão, podendo, assim, ser vítima de lesões musculoesqueléticas, e aumento excessivo da temperatura corporal e diminuição do fluxo sanguíneo à placenta e, consequentemente, ao feto, pois o sangue será redirecionado à musculatura trabalhada no momento.

Além de situações práticas comuns no dia a dia, há também algumas situações de saúde que podem impossibilitar a prática de musculação pelas gestantes. Essas situações podem ser classificadas em relativas e absolutas.[2]

Segundo Bennel, 2005 apud Lima & Oliveira,[13] as contraindicações são:

Contraindicações absolutas

São situações que privam totalmente a gestante da realização dos exercícios resistidos (Quadro 3-1).

Quadro 3-1. Contraindicações absolutas do TR para gestantes
• Doença miocárdica descompensada
• Insuficiência cardíaca congestiva
• Tromboflebite
• Embolia pulmonar recente
• Doença infecciosa aguda
• Risco de parto prematuro
• Sangramento uterino
• Isoimunização grave
• Doença hipertensiva descompensada
• Suspeita de estresse fetal
• Paciente sem acompanhamento pré-natal

Contraindicações relativas

São situações que privam parcialmente as gestantes dos exercícios resistidos (Quadro 3-2).

Quadro 3-2. Contraindicações relativas do TR para gestantes
- Hipertensão essencial
- Anemia
- Doenças tireoidianas
- Diabetes melito descompensado
- Obesidade mórbida
- Histórico de sedentarismo extremo

Benefícios do exercício resistido durante a gestação

Assim como qualquer outra atividade, os exercícios resistidos podem trazer inúmeros benefícios, desde que prescritos individualmente e com cargas adequadas.[9]

Em um estudo realizado por Chistófalo,[7] os benefícios apontados pelas gestantes de maior significância foram a recuperação mais rápida, benefícios psicossociais e tônus musculares.

Os benefícios proporcionados a mulher podem ser divididos em biológicos e psicossociais.[17]

Dos benefícios biológicos, podemos incluir as alterações físicas, fisiológicas, posturais, entre outras, podendo ser representados pelos principais efeitos orgânicos dos exercícios físicos sobre a gestante.[19] Já as alterações de comportamentos e sensações se incluem nos benefícios psicossociais e exercem influência direta sobre as atitudes da gestante.[9]

A independência funcional é um dos principais benefícios biológicos trazido pela musculação. A incapacidade de realizar atividades desejadas do dia a dia sem colocar em risco a integridade física do organismo pode ser amenizada com uma prática adequada de musculação, que minimiza os efeitos das possíveis limitações, proporcionando fortalecimento muscular e tornando a gestante mais hábil no seu controle corporal. A lombalgia também é outro fator que pode ser prevenido ou amenizado, pois com o fortalecimento lombar a grávida consegue minimizar os efeitos da hiperlordose, levando a gestante a uma excelente contribuição para uma adaptação postural física nova.[21]

Matsudo[16] também cita que o fortalecimento dos músculos utilizados na fase de parto auxilia em um trabalho mais ativo durante o nascimento, além de contribuir na recuperação pós-parto.

O ambiente recreativo criado durante a prática de exercícios resistidos também é muito benéfico para as gestantes, por envolver atividades em grupos, com pessoas com ideias e sentimentos bastante parecidos. Durante a prática de musculação, o desenvolvimento da mobilidade e tonicidade muscular, o menor ganho de massa magra e adiposidade faz com que as mulheres se sintam melhor em relação a sua autoimagem e autoestima, aumentando assim a sensação de bem-estar (Quadro 3-3).[9]

Quadro 3-3. Variáveis do TR para gestantes				
Carga (% de 1 RM ou AVMDC)	Séries	Repetições	Intervalo	Frequência semanal
30 a 40	3 a 5	≤ 10	Recuperação total	2 a 3 vezes

Propostas práticas para a prescrição do TR para gestantes

De acordo com os parâmetros observados dentro deste capítulo, podemos embasar as propostas práticas de acordo com os modelos a seguir.

Exemplos de treino com frequência de 3 dias na semana (Quadro 3-4).

Quadro 3-4. Exemplo de treino misto (3 sessões semanais)

Dia da semana	Tipo de treino	Exercício	Séries	Repetições	Recuperação
Segunda	A	Cross over sentada	3	7	Total
		Sup. na máquina sentada	3	7	
		Rosca direta	3	7	
		Rosca alternada sentada	3	7	
		Puxada alta aberta atrás	3	7	
		Puxada alta aberta frente	3	7	
Quarta	B	Cadeira extensora	3	7	Total
		Elevação de joelhos em pé	3	8	
		Elevação dos pés sentada	3	7	
		Flexão de joelhos em pé	3	8	
		Desenvolvimento unilateral	3	7	
		Desenvolvimento posterior	3	8	
Sexta	A	Tríceps polia alta	3	8	Total
		Tríceps corda	4	7	
		Cross over sentada	3	8	
		Sup. na máquina sentada	4	7	
		Puxada fechada alta	3	8	
		Puxada alta inversa	4	7	

REFERÊNCIAS BIBLIOGRÁFICAS

1. Almeida L et al. Análise comparativa das PE e PI máximas entre mulheres grávidas e não grávidas e entre grávidas de diferentes períodos gestacionais. *Revista Saúde com Jequié, Bahia*, 2005 Nov.;1(1):9-17.
2. American College of Sports Medicine. *Diretrizes do ACSM para os testes de esforço e sua prescrição*. 8. ed. Rio de Janeiro: Guanabara Koogan, 2010
3. Artal R, O'toole M. Guidelines of the American College of Obstetricians and Gynecologists for exercise during pregnancy and postpartum period. *Br J Sports Med, St. Louis, USA*, 2003 Feb.;37(1):6-12.

4. Artal R, Clapp JF, Vigil DV. *Exercícios durante a gravidez: recomendações do American College of Sports Medicine.* Acesso em: 7 Nov. 2013. Disponível em: <http://www.cdof.com.br/gravidez3.htm>
5. Azevedo RA et al. *Exercício físico durante a gestação: uma prática saudável e necessária.*UniCEUB, 2011.
6. Botelho PR, Miranda EF. Principais recomendações sobre a prática de exercícios físicos durante a gestação. UnirG, 2011.
7. Chistófalo C et al. A prática de exercício físico durante o período de gestação. Unitoledo, 2003.
8. Conti MHS, Calderon IMP, Rudge MVC. Desconfortos músculo-esqueléticos da gestação – Uma visão obstétrica e fisioterápica. *Femina, São Paulo* 2003;31(6). Acesso em: 7 Nov. 2013. Disponível em: <http://www.febrasgo.org.br/?op=paginas&tipo=pagina&secao=8&pagina=50>
9. Costa AJS. Musculação na gestação. Acesso em: 7 Nov. 2013. Disponível em: <http://www.babyview.com.br/artigos/ArtigoBabyView1210c.pdf>
10. Fischer B. Os benefícios e riscos do exercício físico na gestação. 2003. Acesso: 7 Nov. 2013. Disponível em: <http://www.gease.pro.br/artigo_visualizar.php?id=153>
11. Foss ML, Keteyian SJ. Foss. *Bases fisiológicas do exercício e do esporte.* 6. ed. Rio de Janeiro: Guanabara Koogan, 2000.
12. Grynszpan M. Cuidados com a saúde na gravidez. Acesso em: 7 Nov. 2013. Disponível em: <www.samaritano.com.br>. Publicado em: ago/set de 2006.
13. Lima F, Oliveira N. Gravidez e exercícios. *Revista Brasileira de Reumatologia, São Paulo* 2005 Maio/Jun.;45(3):188-90.
14. Louroza TFD. *A importância de uma intervenção multidisciplinar para gestantes no período pré-natal acompanhadas por unidades públicas de saúde.* LATEC/UFF, 2013.
15. Mata JAL. *Conhecendo a fisiologia da gestação: para um melhor "cuidar" em enfermagem.* UNIFESP, 2010.
16. Matsudo SMM. *Nutrição, atividade física e gestação.* Anuário de nutrição esportiva, 23. ed. 2004 Mar.
17. Matsudo VKR, Matsudo SMM. Atividade física e esportiva na gravidez. Centro de Estudos do Laboratório de Aptidão Física de São Caetano do Sul – CELAFISCS. In: Tedesco JJ. (Ed.). *A grávida.* São Paulo: Atheneu, 2000. p. 59-81.
18. Novaes FS, Shimo AKK, Lopes MHBM. Lombalgia na gravidez. *Revista Latino-Americana de Enfermagem* 2006 Jul./Ago.;14(4):600-24.
19. O'Toole ML. Physiologic aspects of exercise in pregnancy. *Clin Obst Gynecol* 2003 June;46(2):379-89.
20. Rodrigues VD et al. Práica de exercício físico na gestação. Disponível em: <www.efdeportes.com/> *Revista Digital, Buenos Aires*, 2008 Nov.;13(126).
21. Santarém JM. *Atualização em exercícios resistidos: exercícios com pesos e qualidade de vida.* Acesso em: 4 Nov. 2013. Disponível em: <http://www.saudetotal.com/saude/musvida/pesos.htm>
22. Simões G et al. Qualidade de vida na gestação: a importância da prática de atividade física aliada á nutrição saudável. Disponível em: <www.efdeportes.com/> *Revista Digital, Buenos Aires* 2008 Set.;3(124).
23. Tomé JPB. Doença respiratória e gravidez. Serviço de pneumologia. Hospital Egas Moniz. Lisboa. *Acta Med Port* 2007;20:359-67.

CAPÍTULO 4
TREINAMENTO RESISTIDO E OBESIDADE

Carlos Henrique Prevital Fileni
Henrique Miguel

A obesidade pode ser facilmente definida como acúmulo excessivo de gordura no tecido adiposo. A quantidade de gordura corporal existente em um indivíduo está ligada ao seu equilíbrio energético, modificando-se com o passar do tempo, sendo ele determinado pelo gasto calórico e pela ingestão calórica. Quando existe um balanço energético desregulado e maior ingestão calórica do que seu gasto, prolongado por semanas, meses ou anos, pode-se observar um aumento considerável na gordura corporal, que se torna prejudicial à saúde.[8]

Campos[5] diz que a obesidade refere-se à situação em que o indivíduo possui uma excessiva quantidade de gordura corporal.

É uma condição na qual a quantidade de gordura ultrapassa os níveis desejáveis, podendo também ocorrer um excesso de peso, na qual o peso corporal total excede determinados limites, pelo aumento da massa magra. O peso corporal apresenta um sistema de dois componentes: massa corporal magra (isenta de gordura e formada pelos tecidos musculares e esqueléticos, pele, órgãos e tecidos) e gordura corporal. Assim sendo, o aumento de massa corporal magra pode representar a elevação no peso corporal total sem que haja aumento nos níveis de gordura corporal. Por outro lado, o excesso de peso corporal pode ocorrer pela elevação nos depósitos de gordura, com ou sem o aumento na massa corporal magra, o que caracteriza um ganho de peso que pode levar à obesidade.[11]

Independente da definição sabe-se que a obesidade talvez se constitua na maior ameaça à qualidade de vida do ser humano atualmente. Isto é verdadeiro na medida em que se constata que a obesidade está diretamente relacionada como causa de várias outras doenças, como a hipertensão arterial, diabetes melito, câncer, artrites, problemas cardiovasculares etc.

FATORES CAUSADORES DA OBESIDADE

Para Gois e Bagnara,[8] os fatores que levam a obesidade podem ser separados em dois grupos distintos:

1. **Obesidade exógena:** constitui de fatores externos, principalmente com o desequilíbrio do gasto calórico com a ingestão alimentar e sedentarismo.
2. **Obesidade endógena:** o ganho de peso é resultado de fatores de desequilíbrio hormonal, provenientes de alterações do metabolismo tireoidiano, gonodal, hipotálamo-hipofisário, de tumores e síndromes genéticas.

Classificação da obesidade

Segundo Sapatéra e Pardini,[17] a obesidade pode ser classificada em quatro tipos, de acordo com a distribuição dos depósitos de gordura:

Tipo I
Caracterizado pelo excesso de massa adiposa corporal total sem concentração particular.

Tipo II
Caracterizado pelo excesso de gordura subcutânea na região abdominal e do tronco, também conhecida como do tipo androide ou obesidade do tipo "maçã", pois o aspecto corporal do indivíduo assemelha-se a esta fruta. A obesidade tipo II está associada ao aumento da fração de colesterol LDL, estimulando o desenvolvimento de problemas cardiovasculares e a resistência à ação da insulina. Este tipo de obesidade é característica principalmente dos homens sob efeito hormonal da testosterona e de corticoides.

Tipo III
Caracterizado pelo excesso de gordura visceroabdominal, que também está associada a problemas cardiovasculares e a resistência à ação da insulina.

Tipo IV
Caracterizado pelo excesso de gordura gluteofemoral, também conhecida como do tipo ginoide ou obesidade do tipo "pera". A obesidade do tipo IV pode estar mais suscetível a alterações nos períodos de gestação (principalmente repetidas) e desmame precoce. Este tipo de obesidade manifesta-se principalmente em mulheres sob efeito hormonal dos estrógenos, em geral a partir da puberdade (Fig. 4-1).

GINOIDE (PÊRA)   ANDROIDE (MAÇÃ)

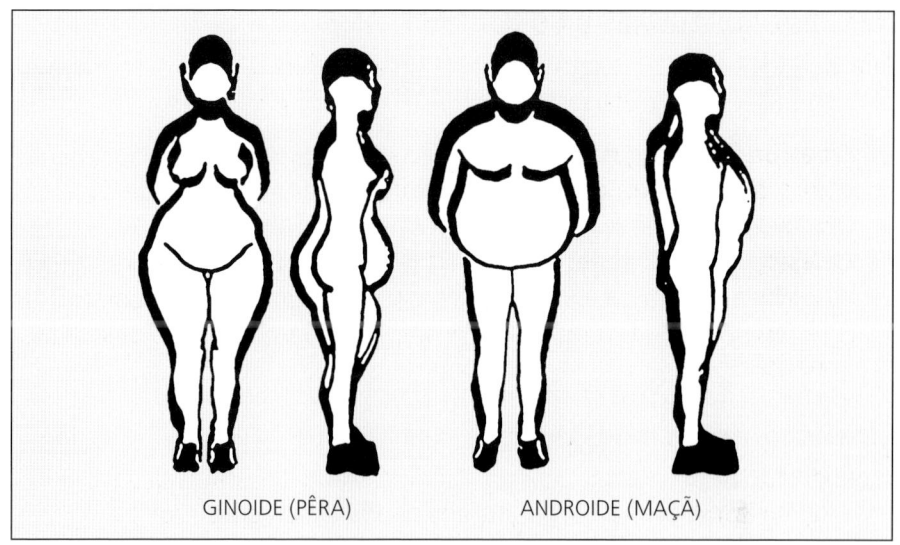

Fig. 4-1. Representação da obesidade ginoide e androide.[19]

A gordura corporal não é apenas uma inimiga do corpo humano. Quando em níveis satisfatórios possui importante função fisiológica à saúde. É responsável pela proteção dos órgãos vitais, isolamento corporal em situações térmicas baixas e funciona também como uma importante fonte de energia.

Índice de massa corporal

IMC (índice massa corporal) é um método simples e amplamente difundido de se medir a gordura corporal. O mesmo é obtido dividindo o peso do indivíduo em quilos pelo quadrado de sua altura em metros. Utiliza-se a equação descrita a seguir para determinação do índice de massa corpórea.[8]

$$IMC = \frac{Kg}{M^2}$$

onde:
- Kg = peso do indivíduo.
- M = altura do indivíduo.

Embora o IMC não avalie direta e exclusivamente a proporção de gordura corporal, estudos corporais realizados em grandes amostras populacionais têm revelado alta correlação entre IMC e gordura corporal, comprovando, assim, sua eficácia para determinação dos níveis de obesidade em uma grande população.

A Associação Brasileira de Estudo da Obesidade e da Síndrome Metabólica, para o Índice de Massa Corporal (IMC), descreve algumas características que devem ser levadas em consideração. Dentro do resultado obtido por meio da equação anteriormente citada, entende-se:[11]

- *IMC entre 20 e 25:* peso está dentro da faixa considerada normal.
- *IMC entre 25 e 30 com cintura até 89 cm:* a medida de cintura estando abaixo de 90 cm, provavelmente não apresenta um excesso de tecido adiposo no interior do abdome. Este tecido adiposo chamado de gordura visceral é o que mais acarreta riscos para a saúde. Grupo de menor probabilidade de complicações, como diabetes, hipertensão arterial e hipercolesterolemia.
- *IMC entre 25 e 30 com cintura igual ou maior que 90 cm:* o peso está na faixa chamada de "excesso de peso". A medida de cintura está acima dos 90 centímetros, provavelmente está acumulando um excesso de tecido adiposo no interior do abdome. Este tecido adiposo chamado de gordura visceral é o que mais acarreta riscos para a saúde.
- *IMC entre 30 e 35:* o peso está na faixa chamada de obesidade leve. Portanto, em um grupo de maior probabilidade de complicações, como diabetes, hipertensão arterial e hipercolesterolemia.
- *IMC entre 35 e 40:* o peso está na faixa chamada de obesidade moderada. O excesso de peso já pode estar provocando um risco muito elevado de complicações metabólicas, como diabetes, hipertensão arterial e hipercolesterolemia, além de predispor a doenças osteoarticulares diversas.
- *IMC maior que 40:* o peso está na faixa chamada de obesidade mórbida. Ela corresponde a um risco muito aumentado de diversas doenças. Seu tratamento em geral é muito difícil, mas assim mesmo qualquer esforço é válido. Mesmo perdas moderadas, como 10% do peso atual, podem reduzir significativamente os riscos de complicações metabólicas. Caso o indivíduo nesse grupo não consiga emagrecer com uma orientação adequada sobre modificações dietéticas e práticas de atividades físicas, justifica-se o uso de medicamentos, desde que devidamente supervisionado por um médico. Se ainda assim não for obtido um resultado satisfatório, a tendência atual é indicar-se um tipo de cirurgia em que a cavidade do estômago é reduzida para que diminua a ingestão de alimentos.

Analisando os números expostos acima, pode-se concluir que um indivíduo que possua índices de IMC maiores que 30 são considerados obesos, estando com sua gordura corporal elevada e fora dos níveis proporcionais ideais para um bom estado de saúde física.

O tratamento da obesidade envolve reeducação alimentar, atividade física, e dependendo da situação, o uso de medicamentos auxiliares e acompanhamento psiquiátrico. É comprovado que a prática de atividades física, associada a uma alimentação saudável, constitui em um componente fundamental no emagrecimento e na manutenção da massa corporal (Fig. 4-2).

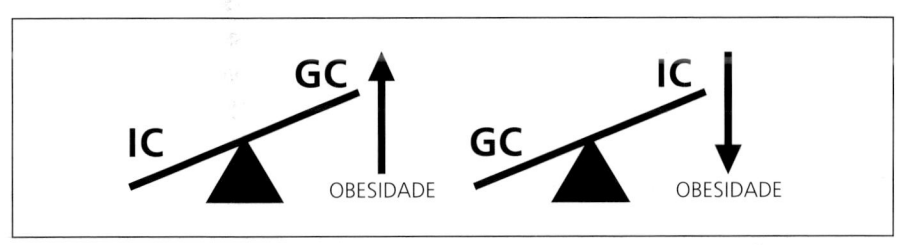

Fig. 4-2. Representação da balança energética, em que IC = ingestão calórica e GC = gasto calórico.

CONSEQUÊNCIAS DA OBESIDADE

Os quadros de obesidade têm avançando atualmente no mundo, e um fator que podemos destacar é o crescimento de novas tecnologias que acarretam a falta de atividades físicas. Para entender um pouco é necessário fazer uma viagem ao passado, buscando em teorias antropológicas as causas da obesidade.

Nossos ancestrais tinham grandes dificuldades para conseguir alimentos e mais ainda para estocá-los. Por isso, a natureza encarregou-se de dotar o corpo humano de um mecanismo para armazenar energia. Esse mecanismo tinha a função de fazer com que o homem, por meio da fome, pudesse ingerir uma grande quantidade de calorias. E ao fazer isso, seu organismo transformaria o excesso em gordura, que seriam armazenadas para os períodos de carência de alimentos.[8]

Porém, nossos antepassados alimentavam-se principalmente de sementes, raízes e frutas e, para isso, precisavam se deslocar atrás destes alimentos. Foi para esse padrão alimentar, que a genética preparou o organismo herdado por nós. Atualmente ocorre o contrário, as atividades naturais cotidianas foram reduzidas, e a alimentação está cada vez mais calórica com a ingestão de alimentos industrializados.

Fatores, como o sedentarismo, a falta de atividade física regular e a alimentação de forma desregulada, estão entre as principais causas da obesidade, porém a genética também assume um grande espaço. A probabilidade de uma criança ou adolescente filho de pais obesos tornar-se um adulto obeso é consideravelmente grande. Fatores socioculturais têm maior importância que os fatores genéticos.[8]

De acordo com Salve,[16] as causas da obesidade seriam por alterações emocionais, culturais, regulatórias, metabólicas e fatores genéticos.

Muitos são os malefícios da obesidade. Podemos destacar os fatores psicológicos, pois, em muitos casos, a aparência gera na pessoa um distúrbio social. Podemos destacar também o papel da mídia sobre a sociedade, que traz uma imagem do "corpo perfeito"; o fator nutricional, em que o organismo não está preparado para receber aquela quantidade de gordura, e, principalmente, o fator fisiológico, sendo a saúde, provavelmente, o fator que é mais prejudicado.

Doenças, como as cardiovasculares, diabetes tipo 2, hipertensão arterial, colesterol alterado, problemas ortopédicos decorrente do peso excessivo sobre os ossos, e até mesmo a própria limitação articular e de movimentação para a realização de algumas atividades diárias, estão entre as principais consequências da obesidade.[8]

PRINCÍPIOS DO TREINAMENTO RESISTIDO PARA A OBESIDADE

Tanto o exercício resistido quanto o aeróbio promovem benefícios substanciais em fatores relacionados com a saúde e o condicionamento físico, incluindo a maioria dos fatores de risco da síndrome metabólica.[15]

O exercício resistido é um potente estímulo para aumentar a massa, força e potência muscular, podendo ajudar a preservar a musculatura, que tende a diminuir em decorrência da dieta, maximizando a redução de gordura corporal.[13] Além disso, seu potencial em melhorar a força e a resistência musculares pode ser especialmente benéfico para as tarefas do cotidiano, podendo facilitar a adoção de um estilo de vida mais ativo em indivíduos obesos sedentários.[2]

De acordo com um posicionamento do ACSM,[2] o treinamento resistido ou treinamento de força vêm sendo cada vez mais usado em programas de condicionamento físico para adultos, pois vêm a promover inúmeros benefícios à saúde. Muitos estudos indicam que a melhora dos níveis de força muscular diminuem a prevalência de sintomas da síndrome metabólica, ao qual a obesidade está inserida.[10]

Segundo o ACSM,[1] ao prescrever-se o treinamento resistido, obtém-se uma valiosa ferramenta para o tratamento da obesidade. Isso ocorre porque o treinamento resistido promove o aumento da força e da resistência muscular localizada, melhorando a qualidade de vida do indivíduo.[3]

Em outro posicionamento, o treinamento resistido em adultos jovens deve seguir uma progressão gradual, em que se procura um sequenciamento da execução de exercícios de modo a utilizar-se inicialmente os exercícios multiarticulares e posteriormente os monoarticulares. Quanto à intensidade, defende-se os de maior intensidade antes dos de menor intensidade.[3]

GASTO ENERGÉTICO E TREINAMENTO RESISTIDO

O Gasto Energético Total (GET) corresponde ao gasto diário e é composto de três componentes: Taxa Metabólica de Repouso (TMR), Termogênese Induzida pela Dieta (TID) e Atividade Física (AF). A AF é o componente mais variável do GET, podendo ser aumentada em 10 vezes em relação à taxa metabólica de repouso. A TMR é o custo energético para manter os sistemas funcionando no repouso, sendo o maior componente do gasto energético diário (60 a 80% do total).[6] A TMR é afetada por diversos fatores, dentre eles o sexo, a idade, o estado nutricional e endócrino e a composição corporal do indivíduo.[12]

De acordo com Jakicic,[10] a intervenção via treinamento resistido, visa gerar aumentos na AF e na TMR. A AF aumenta de acordo com a própria atividade física praticada, seu volume e sua intensidade de treinamento. A TMR aumenta logo após a atividade, com o aumento dos níveis de catecolaminas, aumento da oxidação dos substratos e a estimulação de síntese proteica. Esse efeito pode vir a durar de 3 horas a 3 dias de acordo com tipo, duração e intensidade de exercício executado

Por meio do treinamento resistido obtêm-se modificações agudas e crônicas no GET. As modificações agudas provêm do próprio gasto energético durante a atividade física e durante sua recuperação. Já as modificações crônicas são oriundas das alterações na TMR. O que possibilita essa alteração na TMR é o ganho de massa magra. A mensuração do GET durante o treinamento resistido encontra sua maior dificuldade no fato de que não há uma padronização nos protocolos de treinamento utilizados, bem como não se consideram os gastos energéticos pós-exercício, o que dificulta a comparação entre treinamento resistido e aeróbio, por exemplo.[9]

Os exercícios resistidos proporcionam um gasto energético considerável após seu término, denominado EPOC *(Excess Post Exercise Oxygen Consumption)*. O EPOC pode ter duração de 1 a 15 horas após o término da atividade.[18]

A relação do EPOC, proporcionado pelo treinamento resistido, com a obesidade se dá pela perda de peso corporal, obtida através da atividade de alta intensidade. Esta gera maior ativação do sistema nervoso simpático, aumentando o metabolismo lipídico de repouso, uma vez que o substrato energético prevalente durante o exercício é o glicogênio.[18] Contudo, entende-se que, para o controle da obesidade, a atividade de alta intensidade facilite a oxidação lipídica o que resultará em melhor composição corporal. Essa melhora se dá por meio de uma melhor relação entre a massa magra e a energia gasta durante a execução da atividade, que contribui para o aumento na GET do indivíduo, otimizando a perda de peso corporal adiposo.[9]

Até 1998, o American College of Sports Medicine (ACSM) preconizava que um maior volume de treinamento era mais eficiente para o emagrecimento. Em 2001, o ACSM[2] publicou um novo posicionamento sobre estratégias eficientes para a perda de peso e manutenção do peso ideal, considerando o treinamento resistido como uma importante ferramenta, em função do EPOC.

A atividade contra resistência pode causar maior impacto sobre o EPOC durante sua recuperação decorrente dos componentes curtos que consideram a restauração dos estoques de ATP e fosfocreatina muscular, o restabelecimento do estoque de oxigênio sanguíneo e muscular, o aumento da FC e da temperatura, os danos nos tecidos, a remoção do lactato e a alta atividade do sistema nervoso simpático. Nos componentes longos encontramos a ativação do metabolismo anaeróbio durante o exercício e a liberação dos hormônios como o GH e a cortisona.[14]

Em um estudo de Burleson et al.,[4] que visava comparar o comportamento do EPOC entre a atividade aeróbia e anaeróbia com treinamento resistido, percebeu-se que na atividade aeróbia a duração do EPOC atingiu 30 minutos enquanto na anaeróbia a duração foi em torno de 90 minutos.

Além dos benefícios do treinamento resistido no GET através do AF e TMR, Denzel e Young[7] observaram influência sobre o TID. Em seu estudo, os indivíduos foram submetidos a uma única sessão de treino resistido e foi observado um aumento no TID de 73% do grupo exercitado em relação ao grupo-controle. Apesar de parecer pequena essa contribuição (33 kj/h) para o GET, deve-se considerá-la no controle ponderal, já que ao ser combinada com os outros benefícios do treinamento resistido, contribui para o aumento do GET, fundamental para a reversão do quadro de obesidade (Fig. 4-3).

TREINAMENTO RESISTIDO E OBESIDADE — Capítulo 4

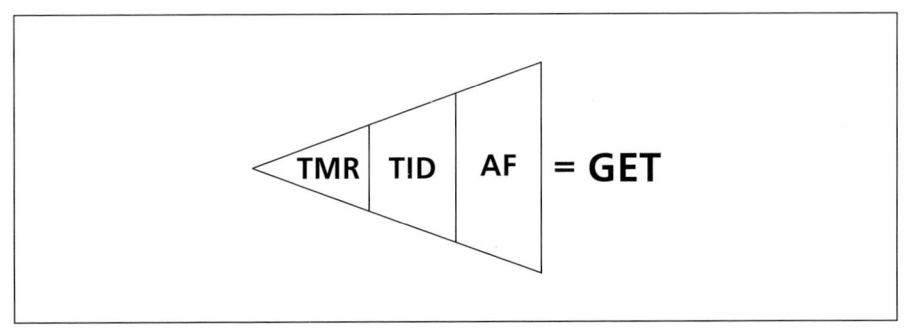

Fig. 4-3. Representação do gasto calórico, onde: TMR = taxa metabólica em repouso, TID = termogênese induzida pela dieta, AF = atividade física e GET = gasto energético total.

PARÂMETROS DO TR PARA A OBESIDADE

Ao tratar no nível de cada indivíduo, a literatura sugere que as cargas de treinamento para os iniciantes tenham uma intensidade correspondente a 8-12 repetições máximas (RM), de 50 a 70% da carga máxima (13 a 15 na escala de Borg), realizadas com 8 a 10 exercícios que trabalhem todos os grandes grupos musculares. Nos indivíduos idosos (50 a 60 anos) esse início se dá com repetições entre 10 a 15 RM. Para os indivíduos intermediários e avançados as repetições variam entre 1-12 RM de forma periodizada, sendo ainda enfatizada maiores intensidades de treinamento (1-6 RM), com um descanso médio de 3 minutos e velocidades moderadas de contração (1-2 segundos na fase concêntrica e 1-2 segundos na fase excêntrica da contração muscular). A frequência de treinamento para iniciantes e intermediários deve ser de 2-3 vezes e para avançados de 4-5 vezes semanais com 1 dia de descanso no meio da semana.[6]

A realização de maior número de séries (2 a 3) elevará o gasto energético da sessão de exercício, podendo aumentar o benefício da atividade para indivíduos com obesidade e síndrome metabólica. Com isso, recomenda-se que iniciem com 1 série e, após adaptação, aumentem para 2 e posteriormente 3 séries.[6] Esse aumento no volume influenciará no aumento da TMR, sugerindo um maior gasto calórico.[9]

RECOMENDAÇÕES COM RELAÇÃO AOS EXERCÍCIOS FÍSICOS

A ACSM[2] recomenda o exercício físico regular como parte integrante do tratamento da obesidade. Porém, para a eficiência de um programa de exercícios o mesmo deve conter as seguintes características:

- Frequência de treinamento deve estar entre 3 a 5 vezes na semana.
- Intensidade do treinamento deve ficar entre 60 a 90% da frequência cardíaca máxima ou de 50 a 85% do VO_2 máximo ou da FCmáx de reserva.
- A atividade a ser realizada pode ser qualquer atividade que utilize grandes grupos musculares e que seja mantida constantemente, rítmica e aeróbia por natureza.
- É aconselhável fazer um treinamento de força para manter a massa muscular, sendo ele de 8 a 10 exercícios envolvendo os principais grupos musculares, trabalhando em séries de 8 a 12 repetições, no mínimo 2 vezes na semana.

Uma normativa publicada pelo ACSM,[1] recomenda que pessoas que possuam sobrepeso e obesidade devem realizar de 250 a 330 minutos de atividade aeróbia por semana com intensidade moderada de 3 a 6 km/h, realizando, assim, um gasto energético de aproximadamente 2.000 Kcal semanais.

Algo importante e seguidamente ignorado por indivíduos obesos refere-se ao período após alcançarem os objetivos. Após serem alcançadas as metas de redução da gordura corporal seja através de qualquer tipo de tratamento, o indivíduo deve manter ou adquirir uma combinação de fatores, manipulando controle alimentar, atividade física e terapia comportamental por período indeterminado, caso contrário ocorrerá à regressão do tratamento e muito provavelmente retornará ao seu estado inicial.

INFLUÊNCIA DO TREINAMENTO RESISTIDO NA OBESIDADE

A aplicação do treinamento resistido junto com outros tratamentos e metodologias é benéfico para o controle da epidemia da obesidade. Diante da relevância do tema e dos desafios ao tratamento desta doença, a prática regular de atividade física por meio do treino resistido, popularmente conhecido como musculação, representa uma intervenção não farmacológica e benéfica para estes pacientes trazendo inúmeras vantagens.

O treinamento resistido possui elementos positivos muito significativos para o esforço destinado a conseguir uma redução no percentual de gordura. A musculação tem papel muito importante no programa de perda de peso ponderal, tem provado ser uma eficiente forma de aumentar o metabolismo por meio do aumento da massa corporal magra e diminuir a porcentagem de gordura corporal.

Dentre os benefícios no controle da obesidade têm-se o aumento do gasto calórico, seja durante o exercício (AF), logo após (EPOC), ou muito após (aumentos na TMB), aumentos na massa magra, nos índices de força e boa associação com outras metodologias como as dietas.

Os exercícios regulares de musculação planejados apresentam uma série de benefícios para a pessoa obesa.[11] Abaixo alguns desses benefícios:

- Aumento de gasto calórico total diário, reduzindo e controlando a quantidade de gordura corporal (desde que acompanhada de uma dieta adequada).
- Melhora da capacidade de resposta muscular em situações de perigo decorrente do melhor condicionamento físico.
- Aumento da massa magra e enriquecimento muscular.
- Aumento da força muscular.
- Melhora da flexibilidade.
- Melhora da capacidade aeróbica.
- Diminuição do risco de problemas cardíacos.
- Diminuição do risco de hipertensão.
- Diminuição do risco de problemas de colesterol e diabetes.

A perda de peso tem resultados positivos não somente no que diz respeito à parte estética, mas também na prevenção de doenças degenerativas do sistema cardiovascular e de alterações do metabolismo. Quando um treinamento com exercícios de resistência perdura durante horas outro fator contribui para a perda de peso: a perda de apetite (Quadro 4-1).

Quadro 4-1. Variáveis do TR para obesidade

Carga (% de 1 RM ou AVMDC)	Séries	Repetições	Exercícios por sessão	Intervalo	Frequência semanal
50 a 70	≥ 3	8 a 15	7 a 10	60 a 120 s	3 a 5 vezes

PROPOSTAS PRÁTICAS PARA A PRESCRIÇÃO DO TR PARA OBESIDADE

De acordo com os parâmetros observados dentro deste capítulo, podemos embasar as propostas práticas de acordo com os modelos a seguir.

Exemplos de treino

Com frequência de 3 dias na semana (Quadros 4-2 e 4-3)

Quadro 4-2. Exemplo de treino A-B (3 sessões semanais)

Dia da semana	Tipo de treino	Exercício	Séries	Repetições	Recuperação
Segunda	A	Rosca schot	3	8-10	60 a 120 s
		Rosca alternada	4	8-10	
		Supino reto	4	8-10	
		Supino inclinado	3	8-10	
		Pec deck	3	9-11	
		Tríceps coice	4	8-10	
		Tríceps polia alta	3	8-10	
Quarta	B	Leg press	4	8-10	60 a 120 s
		Cadeira extensora	3	8-10	
		Cadeira flexora	3	9-11	
		Elevação dos pés sentado	4	8-10	
		Cadeira abdutora	3	9-11	
		Abdominal lateral	3	8-10	
		Abdominal sustentado	4	8-10	
Sexta	A	Puxada alta aberta	3	10-12	60 a 120 s
		Puxada alta fechada	3	9-11	
		Puxada baixa aberta	3	9-11	
		Desenvolvimento anterior	4	8-10	
		Desenvolvimento posterior	3	8-10	
		Rosca concentrada	4	8-10	
		Rosca martelo	3	8-10	

TREINAMENTO RESISTIDO E OBESIDADE — Capítulo 4

Quadro 4-3. Exemplo de treino A-B (3 sessões semanais)

Dia da semana	Tipo de treino	Exercício	Séries	Repetições	Recuperação
Segunda	A	Supino reto	3	10-12	60 a 90 s
		Cross over	3	8-10	
		Crucifixo	3	8-10	
		Rosca direta	3	10-12	
		Rosca martelo	3	8-10	
		Rosca alternada	3	8-10	
		Elevação frontal	3	8-10	
		Elevação lateral	3	8-10	
Quarta	B	Leg press	4	8-10	60 a 90 s
		Avanço	3	10-12	
		Cadeira extensora	3	10-12	
		Cadeira flexora	3	10-12	
		Abdominal prancha	4	8-10	
		Abdominal lateral	3	8-10	
		Abd. pernas elevadas	3	8-10	
Sexta	A	Remada unilateral	3	8-10	60 a 90 s
		Puxada alta aberta frente	4	8-10	
		Puxada baixa fechada	4	8-10	
		Tríceps polia alta	4	10-12	
		Tríceps testa	3	9-11	
		Tríceps inverso	3	8-10	
		Elevação de ombros	3	10-12	
		Elevação frontal	3	9-11	

Com frequência de 4 dias na semana (Quadros 4-4 a 4-5)

Quadro 4-4. Exemplo de treino A-B (4 sessões semanais)					
Dia da semana	Tipo de treino	Exercício	Séries	Repetições	Recuperação
Segunda	A	Supino com halteres	3	9-11	60 a 120 s
		Supino inclinado	3	8-10	
		Supino declinado	3	8-10	
		Tríceps coice	4	8-10	
		Tríceps polia alta	4	8-10	
		Elevação de ombros	3	9-11	
		Elevação anterior	3	9-11	
Terça	B	Agachamento	4	8-10	60 a 120 s
		Cadeira extensora	3	9-11	
		Cadeira adutora	3	9-11	
		Abdução com caneleiras	3	9-11	
		Abdominal sustentado	4	10-12	
		Abd. pernas elevadas	3	10-12	
		Abdominal lateral	3	10-12	
Quinta	A	Puxada alta fechada	4	8-10	60 a 120 s
		Puxada alta aberta frente	4	8-10	
		Puxada baixa fechada	4	8-10	
		Remada cavalo	4	8-10	
		Rosca martelo	3	10-12	
		Rosca *schot*	3	10-12	
		Rosca concentrada	3	9-11	
Sexta	B	Stiff	4	9-11	60 a 120 s
		Avanço	3	9-11	
		Abdução com caneleiras	3	8-10	
		Adução com caneleiras	4	8-10	
		Elevação dos pés sentado	3	8-10	
		Abdominal prancha	4	10-12	
		Abdominal lateral	4	9-11	

TREINAMENTO RESISTIDO E OBESIDADE — Capítulo 4

Quadro 4-5. Exemplo de treino A-B-C (4 sessões semanais)

Dia da semana	Tipo de treino	Exercício	Séries	Repetições	Recuperação
Segunda	A	Supino reto	4	9-11	60 a 120 s
		Supino reto com halteres	3	9-11	
		Crucifixo	3	9-11	
		Pec deck	3	9-11	
		Tríceps coice	4	8-10	
		Tríceps testa	3	9-11	
		Tríceps polia alta	3	10-12	
Terça	B	Puxada alta aberta frente	4	10-12	60 a 120 s
		Puxada baixa fechada	3	11-13	
		Puxada baixa aberta	3	11-13	
		Remada cavalo	4	10-12	
		Rosca martelo	4	10-12	
		Rosca schot	3	10-12	
		Rosca unilateral	3	10-12	
Quinta	C	Stiff	3	11-13	60 a 120 s
		Agachamento	4	9-11	
		Cadeira extensora	3	10-12	
		Cadeira flexora	3	10-12	
		Abdominal prancha	4	11-13	
		Abd. pernas elevadas	4	11-13	
		Abdominal lateral	4	11-13	
Sexta	A	Fly	4	9-11	60 a 120 s
		Supino inclinado	3	9-11	
		Pec deck	3	9-11	
		Supino reto	4	11-13	
		Tríceps corda	4	9-11	
		Tríceps polia alta	4	8-10	
		Tríceps coice	4	8-10	

Com frequência de 5 dias na semana (Quadros 4-6 e 4-7)

Quadro 4-6. Exemplo de treino A-B (5 sessões semanais)

Dia da semana	Tipo de treino	Exercício	Séries	Repetições	Recuperação
Segunda	A	Supino reto	4	11-13	60 a 120 s
		Supino inclinado	4	11-13	
		Pec deck	3	9-11	
		Fly	3	9-11	
		Rosca direta	3	9-11	
		Rosca schot	3	9-11	
		Rosca martelo	3	8-10	
		Pescador	3	8-10	
Terça	B	Avanço	4	10-12	60 a 120 s
		Leg press	3	9-11	
		Cadeira flexora	4	8-10	
		Abdução com caneleiras	3	9-11	
		Adução com caneleiras	3	9-11	
		Abd. pernas elevadas	3	11-14	
		Abdominal na máquina	3	11-14	
		Abdominal lateral	3	11-14	
Quarta	A	Puxada alta frente	4	9-11	60 a 120 s
		Puxada fechada baixa	4	9-11	
		Puxada aberta baixa	3	10-12	
		Tríceps coice	3	11-13	
		Tríceps corda	3	9-11	
		Tríceps polia alta	3	8-10	
		Desenvolvimento frontal	4	8-10	
		Elevação lateral	3	8-10	
Quinta	B	Agachamento	3	13	60 a 120 s
		Cadeira extensora	3	11-13	
		Cadeira flexora	3	11-13	
		Afundo	3	9-11	
		Abdominal prancha	3	11-13	
		Abdominal sustentado	3	11-13	
		Abdominal máquina	3	11-13	

TREINAMENTO RESISTIDO E OBESIDADE — Capítulo 4

Quadro 4-6. Exemplo de treino A-B (5 sessões semanais) *(Cont.)*

Dia da semana	Tipo de treino	Exercício	Séries	Repetições	Recuperação
Sexta	A	Supino reto	3	11-13	60 a 120 s
		Supino declinado	3	9-11	
		Crucifixo	3	9-11	
		Cross over	4	8-11	
		Rosca martelo	4	9-11	
		Rosca concentrada	3	9-11	
		Rosca alternada	3	9-11	
		Pescador	4	8-10	

Quadro 4-7. Exemplo de treino A-B-C (5 sessões semanais)

Dia da semana	Tipo de treino	Exercício	Séries	Repetições	Recuperação
Segunda	A	Supino reto	5	8-10	60 a 120 s
		Supino inclinado	3	8-10	
		Fly inclinado	3	8-10	
		Crucifixo	3	8-10	
		Tríceps polia alta	4	9-11	
		Tríceps coice	4	8-10	
		Tríceps corda	3	8-10	
Terça	B	Puxada alta aberta frente	4	11-13	60 a 120 s
		Puxada alta fechada	4	9-11	
		Puxada baixa fechada	3	11-13	
		Rosca martelo	3	11-13	
		Rosca *schot*	3	9-11	
		Rosca direta	3	9-11	
		Elevação frontal	3	10-12	
		Elevação lateral	3	10-12	

(Continua)

Quadro 4-7. Exemplo de treino A-B-C (5 sessões semanais) *(Cont.)*

Dia da semana	Tipo de treino	Exercício	Séries	Repetições	Recuperação
Quarta	C	Agachamento	3	9-11	60 a 120 s
		Leg press	3	9-11	
		Cadeira extensora	3	9-11	
		Stiff	3	8-10	
		Elevação dos pés em pé	3	11-13	
		Abdominal prancha	4	10-12	
		Abdominal sustentado	3	9-11	
		Abd. pernas elevadas	3	9-11	
Quinta	A	*Cross over*	4	9-11	60 a 120 s
		Supino reto	3	8-10	
		Supino declinado	3	8-10	
		Pull over	3	9-11	
		Tríceps supinado	4	9-11	
		Tríceps polia alta	3	8-10	
		Tríceps testa	3	8-10	
Sexta	B	Remada cavalo	4	9-11	60 a 120 s
		Puxada baixa aberta frente	4	9-11	
		Remada unilateral	3	9-11	
		Rosca direta	3	9-11	
		Rosca alternada	3	9-11	
		Rosca concentrada	3	9-11	
		Elevação de ombros	3	10-12	
		Elevação frontal	3	10-12	

REFERÊNCIAS BIBLIOGRÁFICAS

1. American College of Sports Medicine – ACSM. Position stand on the recommended quantity and quality of exercise for developing and maintaining cardiorespiratory and muscular fitness, and flexibility in healthy adults. *Med Sci Sports Exerc* 1998;33:975-91.
2. American College of Sports Medicine – ACSM. Stand position on the appropriate intervention strategies for weight loss and prevention of weight regain for adults. *Med Sci Sports Exerc* 2001;33:2145-56.
3. American College Sports Medicine – ACSM. Progression models in resistance training for healthy adults. *Med Sci Sports Exerc* 2002;34:364-80.

4. Burleson MA, O'Bryant HS, Stone MH et al. Effect of weight training and treadmill exercise on post exercise oxygen consumption. *Med Sci Sports Exerc* 1998;30:518-22.
5. Campos MA. *Musculação*. Rio de Janeiro: Sprint, 2001.
6. Ciolac EG, Guimarães GV. Exercício físico e síndrome metabólica. *Rev Bras Med Esporte* 2004;10(4):319-23.
7. Denzel CM, Young JC. The effects of resistance exercise o9-11n the thermic effect food. *Int J Sport Nutr Exerc Metab* 2003;13:396-402.
8. Gois IM, Bagnara IC. Obesidade: consequências e tratamento. Lecturas Educación Fisica e Deportes, EFDeportes.com. *Revista Digital. Buenos Aires* 2011(156).
9. Guttierres APM, Marins JCB. Os Efeitos do treinamento de força sobre os fatores de risco da síndrome metabólica. *Rev Bras Epidemiol* 2008;11(1):147-58.
10. Jakicic JM. The role of physical activity in prevention and treatment of weight gain in adults. *J Nutrition* 2002;132(12):3826-29.
11. Júnior PCF, Ribeiro AMA. Influência da musculação na prevenção da obesidade. Ágora: *R Divulg Cient* 2010;17(2).
12. Kraemer WJ, Ratamess NA, French DN. Resistance training for health and performance. *Curr Sports Med Rep* 2002;1:165-71.
13. Kraemer WJ, Volek JS, Clark KL et al. Physiological adaptations to a weight-loss dietary regimen and exercise programs in women. *J Appl Physiol* 1997;83:270-79.
14. Meirelles CM, Gomes SC. Efeitos agudos da atividade contra-resistência sobre o gasto energético: revisando o impacto sobre as principais variáveis. *Rev Bras Med Esporte* 2004;10(2):122-30.
15. Polito MD, Cyrino ES, Gerade AM et al. Efeito de 12 semanas de treinamento com pesos sobre a força muscular, composição corporal e triglicérides em homens sedentários. *Rev Bras Med Esporte* 2010;16(1):29-32.
16. Salve MG. Estudo sobrepeso corporal e obesidade. *EFDeportes.com, Revista Digital. Buenos Aires* 2005(89). Acesso em: 16 Out. 2013. Disponível em: <http://www.efdeportes.com/efd89/peso.htm>
17. Sapátera MLR, Pandini LV. Obesidade na adolescência. *Lecturas Educación Fisica e Deportes, EFDeportes.com, Revista Digital. Buenos Aires* 2005(85). Acesso em: 17 Out. 2013. Disponível em: <http://www.efdeportes.com/efd85/obesid.htm>
18. Thornton K, Potteiger JA. Effects of resistance exercise bouts of different intensities but equal work on EPOC. *Med Sci Sports Exerc* 2002;34:715-22.
19. Disponível em: <www.portalesmedicos.com, 2012>

CAPÍTULO 5

TREINAMENTO RESISTIDO E DIABETES

Rafael Dramis Calixto
Henrique Miguel

O Diabetes Melito, ou diabetes, é uma doença crônica que requer cuidados médicos contínuos, informações para autogerenciamento e suporte para prevenir complicações agudas e reduzir os riscos de complicações crônicas.[5] Caracteriza-se por níveis elevados de açúcar no sangue (hiperglicemia) resultante de uma disfunção do metabolismo de carboidratos.[7] Se não tratado, o diabetes pode resultar em complicações graves, que incluem doença cardíaca e acidente vascular encefálico, hipertensão, cegueira, doença renal, doenças do sistema nervoso e doenças dentárias.[13]

A doença vascular, que frequentemente acompanha o diabetes, pode ser responsável por mais de 60% das amputações dos membros inferiores não resultantes de traumas que são realizadas nos Estados Unidos a cada ano.[13] No Brasil mais de 12 milhões de pessoas são diabéticas, com estimativa de evoluir para 19 milhões em 2030 (IBGE).

CLASSIFICAÇÃO DO DIABETES MELITO E OUTRAS CATEGORIAS DE REGULAÇÃO DA GLICOSE

A classificação do diabetes, segundo os critérios da Associação Americana de Diabetes,[4,5] possui algumas classes clínicas:

- *Diabetes tipo I:* resulta da destruição das células β, geralmente levando a absoluta deficiência da insulina.
- *Diabetes tipo II:* resulta de um defeito progressivo da secreção insulínica ou resistência da ação deste hormônio.

Outros tipos específicos de diabetes decorrentes de outras causas:

- Defeitos genéticos na função das células β e da ação da insulina.
- Doenças do pâncreas exócrino (Fibrose Cística) e drogas ou química induzida (como em tratamento de HIV/AIDS ou após transplante de órgãos).
- Diabetes melito gestacional (diabetes diagnosticado durante a gravidez).

DIAGNÓSTICO

Sintomas e parâmetros laboratoriais

Sintomas

A detecção precoce e o tratamento do diabetes podem diminuir o risco de desenvolvimento de complicações do diabetes. Os sintomas que caracterizam o diabetes são marcados pela hiperglicemia. Os níveis glicêmicos elevados resultam em poliúria (micção frequente), polidipsia (sede excessiva), perda de peso (diabetes tipo I), formigamento, dor ou dormência nas mãos (diabetes tipo II), polifagia (fome extrema) e visão embotada.[3]

Sintomas de complicações do diabetes

Complicações crônicas de diabetes incluem retinopatia com potencial perda da visão, nefropatia levando a insuficiência renal, neuropatia periférica (com risco de úlceras nos pés, amputações e articulações Charcot) e neuropatias autonômicas causando sintomas gastrointestinais, geniturinária, cardiovasculares e disfunção sexual.[3]

Parâmetros laboratoriais

Há diversos caminhos para o diagnóstico de diabetes. Cada teste geralmente precisa ser repetido em um segundo dia para diagnosticar diabetes. Se o médico determina que os níveis de glicose estejam elevados, ou se o paciente apresenta sintomas clássicos de altos níveis de glicose no sangue em adição de um teste positivo, o médico pode achar desnecessário um segundo teste para diagnosticar diabetes.[5] O diagnóstico de diabetes é determinado por meio da concentração de glicose no plasma sanguíneo, de acordo com os parâmetros a seguir:[4]

- *Hemoglobina glicada (A1C):* o teste A1C mensura a média de glicose no sangue nos últimos 2 ou 3 meses. O diagnóstico realizado desta forma não tem a necessidade de estar em jejum ou consumir uma bebida a

base de glicose. Diabetes é diagnosticado quando A1C é maior ou igual a 6,5%.[6]
- *Glicemia de jejum:* este teste verifica os níveis de glicose em jejum. Jejuar significa não comer ou beber (exceto água) por, pelo menos, 8 horas antes do exame. Este teste geralmente é realizado na primeira parte da manhã, antes do café da manhã. Diabetes é diagnosticado se os níveis de glicose no sangue em jejum for igual ou maior do que 126 mg/dL.[3]
- *Teste de tolerância à glicose oral (GTT oral):* o GTT oral é um teste de 2 horas que verifica os níveis de glicose no sangue antes e 2 horas depois de ingerir uma bebida a base de glicose (75 g). Diabetes é diagnosticado se os níveis de glicose no sangue for igual ou maior do que 200 mg/dL.[4]
- *Glicose casual:* este teste verifica os níveis de glicose do sangue em algum momento do dia quando o paciente apresenta sintomas severos de diabetes. Diabetes é diagnosticado se os níveis de glicose no sangue for igual ou maior do que 200 mg/dL.[5]

PRÉ-DIABETES

Pré-diabetes é uma condição que ocorre quando os níveis sanguíneos de glicose são maiores que o normal, mas que não é alto o suficiente para ser diagnosticado diabetes.[3] Esta condição apresenta um risco potencial para o desenvolvimento de diabetes do tipo 2.

Resultados que apontam para pré-diabetes:[5]

- Um A1C entre 5,7-6,4%.
- Glicose de jejum entre 100-125 mg/dL.
- GTT oral de 2 horas entre 140-199 mg/dL.

FISIOPATOLOGIA DO DIABETES MELITO

Existe dois tipos da diabetes melito.

1. **Diabetes tipo 1 – Mediado pelo sistema imune:** esta forma de diabetes representa de 5-10% de todos os casos de diabetes, previamente denominado pelos termos diabetes insulinodependente, diabetes tipo 1, ou diabetes juvenil. Resulta de uma resposta autoimune levando a destruição das células β pancreáticas.[3] Marcadores da destruição imune das células β incluem anticorpos anti-ilhotas, anti-insulina, autoanticorpos para descarboxilase do ácido glutâmico (GAD65) e autoanticorpos para tirosinas fosfatases IA-2 e IA-2β.[4] Um, e geralmente mais destes autoanticorpos, estão presentes em 85-90% dos indivíduos com hiperglicemia inicialmente detectada.[3] Nesta forma de diabetes, as taxas de destruição das células β são bastante variáveis, sendo rápida em

alguns indivíduos (principalmente em crianças e adolescentes) e mais lentas em outros (principalmente adultos).[3]

2. **Diabetes tipo 2:** esta forma de diabetes, representa 90-95% de todos os casos de diabetes, previamente denominado como diabetes insulinoindependente, diabetes tipo 2, ou diabetes do adulto, engloba indivíduos que têm resistência a insulina ou relativa deficiência de sua ação.[3] Normalmente estes indivíduos não precisam de tratamento com insulina para sobreviver. Há diferentes causas para esta forma de diabetes.[5] Embora etiologias específicas não sejam conhecidas, não ocorre destruição autoimune das células β, e os indivíduos não apresentam nenhum outro caso de diabetes.[5]

A maioria dos indivíduos com esta forma de diabetes são obesos, e a obesidade por si só causa algum grau de resistência à insulina.[3] Pacientes que não são classificados como obesos pelos critérios tradicionais podem apresentar percentual de gordura elevado distribuído predominantemente na região abdominal.[4] Embora, em termos quantitativos, o tecido adiposo não seja muito importante na utilização periférica de glicose, ele foi reconsiderado em sua valorização na etiopatogenia do diabetes tipo 2, por ser uma glândula endócrina que gera diversos hormônios, como a leptina, a resistina, e a adiponectina, e pela produção de citocinas, como interleucinas-1,6,8 (IL-1,IL-6,IL-8) e fator de necrose tumoral (TNF-alfa) (essas citocinas vão influenciar várias etapas de captação de glicose pelo músculo).[9]

Raramente ocorre cetoacidose neste tipo de diabetes, quando visto, geralmente vem associado, como estresse promovido por outra doença, como infecção.[4] Esta forma de diabetes frequentemente não é diagnosticada por muitos anos, sendo caracterizada como uma doença silenciosa, isto porque a hiperglicemia se desenvolve gradualmente e em estágios iniciais não é grave o suficiente para que o indivíduo perceba qualquer um dos sintomas clássicos de diabetes.[3]

Em geral, o diabetes melito do tipo 2 tem sua manifestação após os 40 anos, porém o aparecimento dessa enfermidade está cada vez mais usual na infância e na adolescência.[10]

EXERCÍCIO FÍSICO E DIABETES

Diabetes tipo 1

Todos os níveis de exercício físico, incluindo atividades de lazer, esportes recreativos e de alto rendimento, podem ser realizados por pessoas com diabetes tipo 1 que não apresentam complicações e que tenham bons níveis (controle) de glicose no sangue.[2] Entretanto, existem algumas limitações para indivíduos que apresentam efeitos colaterais crônicos de diabetes.[12] A habilidade de ajustar o regime terapêutico (insulina e terapia nutricional) para garantir uma participação segura e bom desempenho tem sido reconhecida como uma estratégia importante de monitoramento nestes indivíduos.[2]

A principal preocupação com relação à prescrição de exercício para o diabético tipo 1 é evitar a hipoglicemia. Isso é conseguido por meio de um automonitoramento rigoroso da glicemia antes, durante e após o exercício e da variação da ingestão de carboidratos e da dosagem de insulina dependendo da intensidade, da duração do exercício e da aptidão física do indivíduo.[14]

Diabetes tipo 2

A prática de exercícios físicos é uma recomendação primária para o diabético tipo 2, para auxiliar tanto no controle da obesidade (usualmente presente) quanto da glicemia.[14] A adoção de um estilo de vida ativo em conjunção com um plano alimentar adequado são fundamentais para prevenção e tratamento do diabetes tipo 2, porque além do controle glicêmico eles auxiliam no controle lipídico, na pressão arterial, bem como na manutenção e na redução de peso.[5]

Como os diabéticos do tipo 2 representam cerca de 90-95% da população total de diabéticos e uma vez que ele ocorre mais tardiamente (após os 40 anos de idade), não é incomum encontrar estes indivíduos em academias de musculação.[14] Cabe ao professor de Educação Física adequar o tipo de exercício, volume, intensidade, duração, frequência e progressão (periodização), bem como orientar sobre situações específicas, como a prevenção e o controle de hipoglicemias ou a adaptação do exercício a disfunções associadas (Pé Diabético).

EFEITO DO EXERCÍCIO FÍSICO NO CONTROLE GLICÊMICO

O músculo esquelético é o tecido mais abundante do corpo humano. São mais de 660 músculos esqueléticos em todo o corpo correspondendo aproximadamente 40-45% da massa corporal total,[8] sendo, portanto, o maior consumidor de glicose no corpo.

O transporte de glicose para o músculo ocorre por meio da ativação de uma proteína transportadora de glicose denominada (GLUT-4), sendo a principal isoforma no músculo esquelético, modulado pela insulina e contração muscular.[1] A insulina ativa a translocação do GLUT-4 para a membrana por meio de uma complexa cascata de reações.[14] Durante a prática de exercício físico, o processo de contração muscular faz com que GLUT-4 se desloque até a membrana por um processo independente da ação da insulina.[6]

A prática de exercício resistido aumenta a abundância de GLUT-4 e promove um aumento na captação de glicose do sangue.[1] Podendo auxiliar na redução de medicamentos para controlar as taxas de glicose para indivíduos com diabetes do tipo 2.

Diretrizes gerais da regulação glicêmica frente ao exercício físico

Controle metabólico antes da prática de exercício físico

- Evitar a prática de exercício físico se o níveis glicêmicos em jejum são > 250 mg/dL e apresentar Cetose, e agir com cautela se os níveis glicêmicos são > 300 mg/dL sem presença de Cetose.
- Consumir carboidrato adicional se os níveis glicêmicos são < 100 mg/dL.

Monitorar a glicose sanguínea antes e depois da prática de exercício físico

- Identificar quando alterações na insulina ou ingestão energética são necessários.
- Aprender sobre a resposta glicêmica em diferentes condições de exercício físico.

Ingestão de alimentos

- Consumir carboidrato adicional quando preciso para evitar hipoglicemia.
- Alimentos à base de carboidratos devem estar prontamente disponíveis durante e após a prática de exercício físico.

Exercício físico e problemas associados ao diabetes

Retinopatia

Na presença de retinopatia diabética proliferativa ou retinopatia diabética não proliferativa grave, treinamento resistido ou aeróbio de alta intensidade pode ser contraindicado por causa do risco de desencadear hemorragia vítrea ou deslocamento da retina.

Neuropatia periférica

Diminuição de dor ou sensibilidade nas extremidades resulta em um risco aumentado de lesões na pele, infecção e destruição de articulações Charcot. Exercícios aeróbios como corrida ou caminhada devem ser realizados com cautela para evitar o risco lesões nos pés. Todos os indivíduos com neuropatia periférica devem usar calçados apropriados e examinar seus pés diariamente para detectar lesões precoces. Indivíduos com uma lesão ou ferida aberta devem evitar exercícios impactantes (corrida, caminhada).

Neuropatia autonômica
Pode aumentar o risco de lesões induzidas pelo exercício ou evento adverso por meio da diminuição da resposta cardíaca ao exercício, hipotensão postural, dificuldade de termo regulação, visão noturna diminuída em decorrência da reação pupilar prejudicada, diminuição na captação de carboidratos, podendo levar a hipoglicemia. Neuropatia autonômica é fortemente associada com doença cardiovascular em indivíduos diabéticos. Pessoas com neuropatia diabética autonômica devem ser submetidas a exames cardíacos antes de iniciar a prática de exercícios físicos.

Nefropatia
A lesão renal é comum entre diabéticos do tipo 1. Ela pode causar aumentos na pressão arterial, que podem, por sua vez, afetar a retina.

Recomendações para a prática de exercício físico
Adultos com diabetes devem ser aconselhados realizar pelo menos 150 minutos por semana de exercício aeróbio de intensidade moderada (50-70% da frequência cardíaca máxima), pelo menos 3 dias por semana, evitando ficar mais do que dois consecutivos sem a prática de exercício físico.

Na ausência de contraindicações, adultos com diabetes do tipo 2 devem ser encorajados a realizar exercícios resistidos no mínimo 2 vezes por semana.

Pontos importantes do treinamento resistido para diabéticos
Para que um programa de trabalho com diabéticos consiga atender os objetivos do cliente, precisamos verificar alguns pontos:

- A prática de exercícios resistidos é segura para indivíduos diabéticos.
- Exercícios resistidos exercem um papel importante no controle glicêmico (GLUT-4).
- Estratégias para evitar a ocorrência de hipoglicemia devem ser adotadas a cada sessão de treinamento.
- A prescrição de exercícios físicos para indivíduos diabéticos com complicações crônicas (retinopatia, neuropatia periférica, neuropatia autonômica e nefropatia) devem ser realizadas com cautela ou evitadas.

ADAPTAÇÃO PARA A PRÁTICA DO TREINAMENTO RESISTIDO

Muitos indivíduos, particularmente indivíduos mais velhos com diabetes do tipo 2, possuem um nível de condicionamento físico abaixo do ideal, apresentando níveis limitados de força e flexibilidade. A abordagem inicial para a prática de exercícios resistidos deve incluir em um primeiro momento exercícios com máquinas e conforme o aluno for evoluindo, pesos livres devem ser adicionados, aumentando gradualmente a intensidade dos exercícios. Um aquecimento geral (alongamento e exercício aeróbio de baixa intensidade) deve ser realizado antes de iniciar o programa de exercícios resistidos. Um bom aquecimento promove um bom suprimento sanguíneo via vasodilatação para os músculos previamente estimulados (Quadro 5-1).

Quadro 5-1. Parâmetros do TR para o diabetes

Fonte	Frequência	Prescrição/intensidade
American Heart Association[6]	3 dias por semana	Grandes grupos musculares Exercícios multiarticulares 2-4 séries de 8-10 RM para cada exercício 1-2 minutos de intervalo entre as séries e os exercícios
American College of Sports Medicine; American Diabetes Association[1]	Mínimo de 2 dias por semana intervalados	5-10 exercícios para os principais grupos musculares 3-4 séries de 8-10 repetições para cada exercício

RECOMENDAÇÃO GERAL PARA PRESCRIÇÃO DE EXERCÍCIOS RESISTIDOS

Para o início do trabalho com diabéticos, é importante que alguns parâmetros sejam respeitados:

- O número total de séries por grupo muscular em uma sessão de treinamento pode variar entre 3-4.
- O número total de séries em uma sessão treinamento pode variar entre 10-40.
- A execução de mais de 20 séries por grupo muscular e por um longo período pode levar ao *overtraining*.
- Executar mais de 40 séries por sessão de treinamento, mesmo quando vários grupos musculares são treinados na sessão, pode levar ao *overtraining*, se realizadas com muita frequência.

- Exercícios multiarticulares e uniarticulares devem estar inclusos em cada sessão de treinamento. Por exemplo: supino, *leg press* 45 (multi-articulares), crucifixo e mesa extensora (uniarticulares) (Quadro 5-2).

| Quadro 5-2. Variáveis do TR para a diabetes ||||||
Carga (% de 1 RM ou AVMDC)	Séries	Repetições	Exercícios por sessão	Intervalo	Frequência semanal
50 a 80	2 a 4	8 a 10	5 a 10	60 a 120 s	2 a 5 vezes

PROPOSTAS PRÁTICAS PARA A PRESCRIÇÃO DO TR PARA DIABETES

De acordo com os parâmetros observados dentro deste capítulo, podemos embasar as propostas práticas de acordo com os modelos a seguir.

Exemplos de treino

Com frequência de 3 dias na semana

| Quadro 5-3. Exemplo de treino A-B (3 sessões semanais). ||||||
Dia da semana	Tipo de treino	Exercício	Séries	Repetições	Recuperação
Segunda	A	Supino reto	4	8-10	60 a 90 s
		Cross over	4	8-10	
		Crucifixo	4	10-12	
		Rosca direta	4	10-12	
		Rosca martelo	4	8-10	
		Rosca alternada	4	8-10	
		Elevação frontal	4	8-10	
		Elevação lateral	4	8-10	
Quarta	B	*Leg press*	3	9-11	60 a 90 s
		Avanço	3	10-12	
		Cadeira extensora	3	10-12	
		Cadeira flexora	3	10-12	
		Abdominal prancha	3	9-11	
		Abdominal lateral	3	9-11	
		Abd. pernas elevadas	3	9-11	

(Continua)

Quadro 5-3. Exemplo de treino A-B (3 sessões semanais) *(Cont.)*

Dia da semana	Tipo de treino	Exercício	Séries	Repetições	Recuperação
Sexta	A	Remada unilateral	4	8-10	60 a 90 s
		Puxada alta aberta frente	4	8-10	
		Puxada baixa fechada	4	8-10	
		Tríceps polia alta	4	10-12	
		Tríceps testa	3	9-11	
		Tríceps inverso	3	8-10	
		Elevação de ombros	3	10-12	
		Elevação frontal	3	9-11	

Quadro 5-4. Exemplo de treino A-B-C (3 sessões semanais)

Dia da semana	Tipo de treino	Exercício	Séries	Repetições	Recuperação
Segunda	A	Supino reto	3	10-12	60 a 90 s
		Cross over	3	8-10	
		Pull over	3	8-10	
		Crucifixo	4	8-10	
		Triceps testa	4	8-10	
		Triceps inverso	4	8-10	
		Triceps supinado	4	9-11	
Quarta	B	Puxada alta aberta frente	3	10-12	60 a 90 s
		Puxada alta fechada	3	9-11	
		Puxada baixa fechada	3	9-11	
		Pux. baixa aberta inversa	3	9-11	
		Rosca direta	4	10-12	
		Rosca concentrada	3	9-11	
		Rosca schot	3	9-11	
		Elevação frontal	3	9-11	
		Desenvolvimento anterior	3	10-12	

TREINAMENTO RESISTIDO E DIABETES — Capítulo 5

Sexta	C	Leg press	4	8-10	60 a 90 s
		Stiff	4	8-10	
		Cadeira extensora	4	9-11	
		Cadeira flexora	4	9-11	
		Abdominal lateral	3	11-13	
		Abdominal prancha	3	11-13	
		Abdominal sustentado	3	10-12	

Exemplos de treino com frequência de 4 dias na semana

Quadro 5-5. Exemplo de treino A-B (4 sessões semanais)

Dia da semana	Tipo de treino	Exercício	Séries	Repetições	Recuperação
Segunda	A	Supino reto	4	8-10	60 a 90 s
		Supino inclinado halteres	4	8-10	
		Pec deck	3	9-11	
		Rosca direta	3	8-10	
		Rosca schot	3	8-10	
		Rosca alternada	4	8-10	
		Desenvolvimento posterior	4	8-10	
		Elevação lateral	4	8-10	
Terça	B	Leg press	3	9-11	60 a 90 s
		Agachamento	3	9-11	
		Cadeira flexora	3	9-11	
		Stiff	3	10-12	
		Adução com caneleiras	4	8-10	
		Abd. pernas elevadas	4	8-10	
		Abdominal prancha	4	8-10	
		Abdominal lateral	4	9-11	

(Continua)

Quadro 5-5. Exemplo de treino A-B (4 sessões semanais) *(Cont.)*

Dia da semana	Tipo de treino	Exercício	Séries	Repetições	Recuperação
Quinta	A	Puxada alta aberta frente	4	8-10	60 a 90 s
		Puxada baixa fechada	4	8-10	
		Remada unilateral	4	8-10	
		Pux. baixa inversa fechada	3	9-11	
		Tríceps polia alta	3	9-11	
		Tríceps corda	3	9-11	
		Tríceps testa	3	8-10	
Sexta	B	Cadeira extensora	4	8-10	60 a 90 s
		Abdução com caneleiras	4	8-10	
		Avanço	4	8-10	
		Cadeira flexora	3	9-11	
		Abdominal na máquina	3	9-11	
		Abd. com sobrecarga	3	9-11	
		Abdominal lateral	3	8-10	

Quadro 5-6. Exemplo de treino A-B-C (4 sessões semanais)

Dia da semana	Tipo de treino	Exercício	Séries	Repetições	Recuperação
Segunda	A	Supino reto	4	9-11	60 a 90 s
		Supino inclinado	4	9-11	
		Cross over	4	9-11	
		Pec deck	4	8-10	
		Tríceps testa	3	10-12	
		Tríceps polia alta	3	10-12	
		Tríceps corda	3	9-11	

TREINAMENTO RESISTIDO E DIABETES — Capítulo 5

		Remada unilateral	4	9-11	
		Puxada alta fechada frente	3	10-12	
		Puxada alta aberta frente	3	10-12	
Terça	B	Desenvolvimento posterior	4	10-12	60 a 90 s
		Elevação frontal	4	10-12	
		Rosca schot	3	9-11	
		Rosca martelo	3	9-11	
		Rosca alternada	3	9-11	
		Agachamento	4	10-12	
		Leg press	4	9-11	
		Cadeira extensora	3	9-11	
		Stiff	4	10-12	
Quinta	C	Elevação dos pés sentado	4	10-12	60 a 90 s
		Abdominal prancha	4	9-11	
		Abdominal máquina	3	10-12	
		Abd. pernas elevada	3	10-12	
		Supino com halteres	4	10-12	
		Supino declinado	4	10-12	
		Pull over	4	9-11	
Sexta	A	Crucifixo	4	8-10	60 a 90 s
		Tríceps polia alta	3	11-13	
		Tríceps coice	3	11-13	
		Tríceps supinado	3	9-11	

Capítulo 5 — TREINAMENTO RESISTIDO E DIABETES

Exemplos de treino com frequência de 5 dias na semana

Quadro 5-7. Exemplo de treino A-B (5 sessões semanais)

Dia da semana	Tipo de treino	Exercício	Séries	Repetições	Recuperação
Segunda	A	Supino reto	4	10-12	60 a 90 s
		Supino inclinado	4	9-11	
		Pull over	3	9-11	
		Puxada alta aberta frente	4	10-12	
		Puxada alta fechada frente	4	10-12	
		Rosca schot	4	9-11	
		Rosca martelo	3	10-12	
		Rosca alternada	3	10-12	
Terça	B	Agachamento	3	10-12	60 a 90 s
		Leg press	3	10-12	
		Cadeira flexora	4	9-11	
		Adução com caneleiras	4	9-11	
		Abd, pernas elevadas	4	9-11	
		Abdominal prancha	4	8-10	
		Abdominal lateral	4	9-11	
Quarta	A	Remada cavalo	4	10-12	60 a 90 s
		Remada unilateral	4	10-12	
		Puxada baixa inversa	3	10-12	
		Supino declinado	3	10-12	
		Cross over	4	9-11	
		Tríceps testa	4	9-11	
		Tríceps coice	4	9-11	
		Tríceps polia alta	4	9-11	

TREINAMENTO RESISTIDO E DIABETES — Capítulo 5

Dia da semana	Tipo de treino	Exercício	Séries	Repetições	Recuperação
Quinta	B	Avanço	3	10-12	60 a 90 s
		Leg press	4	8-10	
		Cadeira extensora	4	8-10	
		Abdução com caneleiras	3	9-11	
		Elevação dos pés em pé	4	9-11	
		Abdominal lateral	4	10-12	
		Abdominal sustentado	4	9-11	
		Abd. com sobrecarga	4	10-12	
Sexta	A	Supino com halteres	3	10-12	60 a 90 s
		Crucifixo	3	9-11	
		Fly	3	9-11	
		Remada unilateral	3	9-11	
		Puxada alta fechada	4	10-12	
		Rosca concentrada	3	9-11	
		Rosca direta	3	9-11	
		Rosca schot	3	9-11	

Quadro 5-8. Exemplo de treino A-B-C (5 sessões semanais)

Dia da semana	Tipo de treino	Exercício	Séries	Repetições	Recuperação
Segunda	A	Supino declinado	4	8-10	60 a 90 s
		Fly	4	8-10	
		Pec deck	4	8-10	
		Cross over	3	9-11	
		Triceps polia alta	3	9-11	
		Triceps testa	3	9-11	
		Triceps corda	3	8-10	
Terça	B	Remada unilateral	3	10-12	60 a 90 s
		Puxada alta aberta frente	4	9-11	
			3	10-12	
		Puxada alta fechada frente	4	9-11	
			4	10-12	
		Puxada baixa "V"	4	10-12	
		Rosca inversa	4	10-12	
		Rosca direta			
		Rosca schot			

(Continua)

Quadro 5-8. Exemplo de treino A-B-C (5 sessões semanais) *(Cont.)*

Dia da semana	Tipo de treino	Exercício	Séries	Repetições	Recuperação
Quarta	C	Agachamento	4	9-11	60 a 90 s
		Leg press	4	9-11	
		Cadeira flexora	4	9-11	
		Adução com caneleiras	3	10-12	
			4	10-12	
		Abd. pernas elevadas	3	9-11	
		Abdominal prancha Abdominal lateral	4	9-11	
Quinta	A	Supino reto	4	8-10	60 a 90 s
		Supino inclinado	4	8-10	
		Crucifixo	4	8-10	
		Pull over	3	9-11	
		Tríceps coice	3	9-11	
		Tríceps supinado	3	9-11	
		Tríceps polia alta	3	8-10	
Sexta	B	Remada cavalo	4	11-13	60 a 90 s
		Puxada baixa frente aberta	4	9-11	
		Puxada alta aberta atrás	4	9-11	
		Puxada alta aberta inversa	3	10-12	
		Rosca martelo	4	10-12	
		Rosca alternada	3	10-12	
		Rosca concentrada	4	9-11	

REFERÊNCIAS BIBLIOGRÁFICAS

1. American College of Sports Medicine; American Diabetes Association. Exercise and type 2 diabetes. *Med Sci Sports Exerc* 2010 Dec;42(12):2282-303.
2. American Diabetes Association. Physical activity/exercise and diabetes. *Diabetes Care* 2004;27(Suppl 1):S58-62.
3. American Diabetes Association. Diagnosis and classification of diabetes mellitus. *Diabetes Care* 2006;29(Suppl 1):S43-48.
4. American Diabetes Association. Diagnosis and classification of diabetes mellitus. *Diabetes Care* 2010;33(Suppl 1):S62-69.
5. American Diabetes Association. Standards of medical care in diabetes. *Diabetes Care* 2013;36:S11-66.
6. AHA. American Heart Association - Heart Disease and Stroke Statistics, 2009.

7. Campos MA. *Musculação: diabéticos, osteoporóticos, idosos, crianças, obesos*. 4. ed. Rio de Janeiro: Sprint, 2008.
8. Cardinale M, Newton R, Nosaka K. Strengh and conditioning: biological principles and practical applications. In: Tricoli V. *Skeletal muscle physiology*. New Jersey: Wiley-Blackwell, 2011.
9. Dantas EHM. Obesidade e emagrecimento. In: Gomes MB. *Diabetes tipo 2: da epidemiologia ao tratamento*. Rio de Janeiro: Shape, 2005.
10. Guedes DP, Souza Jr TP, Rocha AC. *Treinamento personalizado em musculação*. São Paulo: Phorte, 2008.
11. IDF. International Diabetes Federation - Atlas. 5 ed, 2012.
12. Kraemer WJ, Fleck SJ, Deschenes MR. *Fisiologia do exercício: teoria e prática*. Rio de Janeiro: Guanabara Koogan, 2013.
13. Powers SK, Howley ET. *Fisiologia do exercício: teoria e aplicação ao condicionamento e ao desempenho*. 5. ed. Barueri: Manole, 2005.

CAPÍTULO 6
TREINAMENTO RESISTIDO E HIPERTENSÃO ARTERIAL

Marcus Vinícius de Almeida Campos
Henrique Miguel

A Hipertensão Arterial é o principal fator de risco de morbidade e mortalidade cardiovasculares, sendo que na década passada já correspondia a 32,1% dos casos de óbito no Brasil e tende a crescer segundo dados do Ministério da Saúde. Além disso, a hipertensão arterial é uma doença altamente prevalente, onde estudos isolados apontam que entre 22 e 44% da população laboral (30 a 69 anos) brasileira possui hipertensão arterial.

Tendo em vista a alta incidência desta patologia, a importância da atividade física no tratamento e na prevenção da mesma e, principalmente, ao elevado número de mitos relacionados com o treinamento resistido para indivíduos acometidos por tal patologia, buscaremos, neste capítulo, auxiliar o leitor na compreensão de tal patologia, buscando elucidar as verdades e os mitos relacionados com o treinamento resistido para indivíduos hipertensos.

HIPERTENSÃO ARTERIAL

Para melhor compreensão do processo patológico da hipertensão arterial, é de fundamental importância rever alguns conceitos de pressão arterial.

O nosso sistema circulatório transporta oxigênio e nutrientes para as células do organismo e para realizar tal tarefa conta com uma bomba, o coração, que impulsiona o sangue para os vasos.

A pressão arterial é a pressão que o sangue exerce contra as paredes das artérias, sendo dividida em pressão sistólica e pressão diastólica. Quando o coração se contrai e impulsiona o sangue para dentro das artérias, a pressão aumenta, sendo verificada, neste caso, a pressão máxima ou sistólica; pois surge logo após a sístole, ou seja, a contração cardíaca. Após a sístole, o sangue vai movimentando-se através do sistema arterial, escoando-se para os capilares e veias e, à medida que o sangue escoa, a pressão arterial vai diminuindo, até uma nova sístole. A pressão verificada imediatamente antes da nova sístole é chamada de pressão mínima ou diastólica,

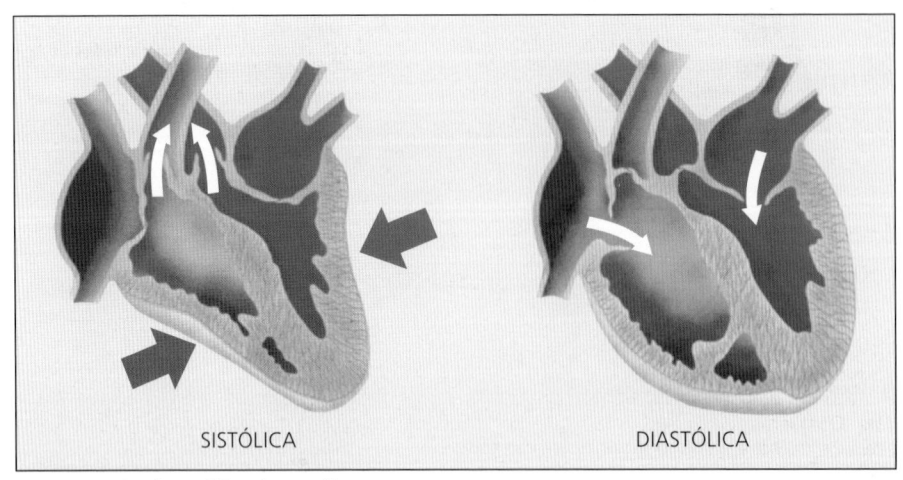

Fig. 6-1. Sístole e diástole cardíaca.

pois surge no fim da diástole, que é a fase de relaxamento do coração (Fig. 6-1).[13]

As paredes das artérias são elásticas em vez de rígidas, permitindo que se distendam na sístole e se retraia na diástole. Tal fato é fundamental no controle da resistência periférica ao fluxo sanguíneo. Assim, a pressão arterial acaba sendo dependente da força propulsora cardíaca, da capacidade de dilatação elástica arterial e da resistência ao fluxo de sangue.[10,24,25]

A pressão arterial não costuma ser medida diretamente, mas estimada com a utilização de um instrumento denominado esfigmomanômetro, que é composto por um manguito inflável de braço conectado a uma coluna de mercúrio. O manguito pode ser inflado por uma bomba de bulbo e sua pressão é medida por meio de elevação da coluna de mercúrio; sendo a pressão arterial, então, determinada por milímetros de mercúrio, assim, quando se diz que um indivíduo tem uma pressão de 140 mmHg × 90 mmHg, significa que ele tem uma pressão sistólica de 140 mmHg, e uma pressão diastólica de 90 mmHg.[13,18]

O valor referente a pressão arterial sistólica, reflete a força que é exercida contra a parede dos vasos enquanto o sangue é bombeado durante a contração ou batimento do coração, enquanto o valor referente a pressão arterial diastólica, reflete a pressão existente nos vasos entre as batidas do coração, quando o músculo está relaxado.[3]

Quando a pressão arterial se mantém acima dos patamares definidos como limites têm se caracterizada a hipertensão arterial. No Brasil, as VI Diretrizes Brasileiras de Hipertensão,[21] classifica a pressão arterial para indivíduos adultos (> 18 anos) da seguinte forma (Quadro 6-1):

TREINAMENTO RESISTIDO E HIPERTENSÃO ARTERIAL   Capítulo 6

Quadro 6-1. Classificação da pressão arterial (Adaptado de VI Diretrizes Brasileiras de Hipertensão)[21]

Classificação	Pressão sistólica (mmHg)	Pressão diastólica (mmHg)
Ótima	< 120	< 80
Normal	< 130	< 85
Limítrofe	130-139	85-89
Hipertensão estágio 1 (leve)	140-159	90-99
Hipertensão estágio 2 (moderada)	160-179	100-109
Hipertensão estágio 3 (grave)	≥ 180	≥ 100
Hipertensão sistólica Isolada	≥ 140	< 90

Obs.: O valor mais alto de sistólica ou diastólica estabelece o estágio do quadro hipertensivo. Quando as pressões sistólica e diastólica situam-se em categorias diferentes, a maior deve ser utilizada para classificação do estágio.

No que tange a sua etiologia, a hipertensão arterial pode ser primária ou secundária. A hipertensão arterial primária, também conhecida como essencial, corresponde a mais de 95% dos casos de hipertensão. Esta não tem uma causa conhecida, sendo a hipertensão arterial a própria essência da patologia. A hipertensão arterial secundária, que corresponde aos outros 5% dos casos de hipertensão arterial, tem uma causa específica, como o estreitamento das artérias renais (Hipertensão Renal), secreção excessiva de aldosterona (Hipertensão Hormonal) e tensão nervosa em excesso (Hipertensão Neurogênica).[8,13]

Passos et. al.[14] ressalta que os mecanismos fisiopatológicos da hipertensão arterial essencial são uma combinação de fatores moleculares, genéticos, cardíacos, renais, hormonais, vasculares e neurais; onde todos os fatores se inter-relacionam, tendo como consequência à disfunção endotelial e a constrição e remodelamento da musculatura lisa vascular, que leva ao desencadeamento de alterações funcionais e/ou estruturais dos órgãos- alvo (coração, encéfalo, rins e vasos sanguíneos), e a alterações metabólicas, que levam ao aumento do risco de eventos cardiovasculares fatais e não fatais.

Existem alguns fatores de risco, bem estabelecidos, relacionados com o desencadeamento da hipertensão arterial, conforme podemos observar no Quadro 6-2.

Alguns fatores de risco, como idade, etnia, gênero e carga genética não são mutáveis, entretanto, o controle destas variáveis é essencial tanto na prevenção como no tratamento da hipertensão arterial. O tratamento pode ser realizado com o uso de medicamentos (tratamento farmacológi-

Quadro 6-2. Fatores de risco da hipertensão arterial (Adaptado de VI Diretrizes Brasileiras de Hipertensão)[21]

Fator de risco	Detalhes
Idade	Maior prevalência em indivíduos com mais de 65 anos
Gênero e etnia	Não é observada no Brasil diferença significativa entre gêneros; entretanto, alguns estudos sugerem a prevalência em mulheres negras
Excesso de peso e obesidade	Obesidade central e IMC acima de 2,4 kg/m^2 aumenta a possibilidade do desenvolvimento de hipertensão arterial
Ingestão de sal	A hipertensão arterial correlaciona-se com a ingestão excessiva de sódio
Ingestão de álcool	Assim como o sódio, a ingestão de álcool tem mostrado grande correlação com a presença de HA
Sedentarismo	Atividade física reduz a incidência de hipertensão arterial, mesmo em indivíduos pré-hipertensos, bem como a mortalidade e o risco de doença cardiovascular
Fatores socioculturais	No Brasil, a hipertensão arterial tem sido mais prevalente em indivíduos com menor escolaridade
Fatores genéticos	A contribuição de fatores genéticos para o desencadeamento da hipertensão arterial já se encontra bem estabelecido na literatura
Outros fatores	Os fatores de risco cardiovascular frequentemente se apresentam de forma agregada, a predisposição genética e os fatores ambientais tendem a contribuir para essa combinação em famílias com estilo de vida pouco saudável

co), ou sem o uso dos mesmos (tratamento não farmacológico), que se destacam a adequação dietética e os exercícios físicos, que devem ser orientados por um profissional de Educação Física, com conhecimento de todas as variantes do exercício terapêutico e de suas responsabilidades diante da prescrição e da supervisão dos exercícios.

A importância do exercício físico é destacada por vários estudos, sendo que Matsudo,[9] classifica estes benefícios em quatro componentes: alterações cardiovasculares, alterações endócrinas e metabólicas, modificação na composição corpórea e alterações comportamentais.

ADAPTAÇÕES CARDIOVASCULARES FRENTE AO EXERCÍCIO RESISTIDO

Quando realizamos um exercício físico, nosso corpo responde ao mesmo, ocorrendo uma série de efeitos a fim de suportar a exigência do exercício, sendo estes efeitos, classificadas como agudos imediatos, agudos tardios e crônicos.

Os efeitos agudos imediatos ocorrem no período peri e pós-imediato do exercício físico, no qual é possível destacar a elevação da frequência cardíaca, da ventilação pulmonar e a sudorese.[11]

Os efeitos agudos tardios acontecem ao longo das primeiras 24 e 48 horas (às vezes, até 72 horas) que se seguem a uma sessão de exercício, neste período ocorre discreta redução dos níveis tensionais, na expansão do volume plasmático, na melhora da função endotelial e na potencialização da ação e do aumento a sensibilidade insulínica na musculatura esquelética.[11]

Efeitos crônicos também denominados de adaptação resultam da exposição frequente e regular às sessões de exercícios e representam aspectos morfofuncionais que diferenciam um indivíduo fisicamente treinado de outro sedentário, tendo como exemplos típicos a bradicardia relativa de repouso, a hipertrofia muscular, a hipertrofia ventricular esquerda fisiológica e o aumento do consumo máximo de oxigênio (VO_2 máximo).[11]

A literatura atual vem mostrando que o treinamento resistido é seguro e, além de melhorar o nível de força muscular dos cardiopatas para a realização de atividades diárias, melhora também a aptidão cardiovascular, modificando os fatores de risco e aumentando a sensação de bem-estar e o interesse pela prática de atividade física, uma vez que seu uso permite diversificações na prescrição, estimulando a motivação.[5]

As principais adaptações agudas do sistema cardiovascular, relacionadas com o exercício físico resistido, ou musculação, como popularmente é conhecido, são o aumento da frequência cardíaca, da pressão arterial sistólica, do volume sistólico, do débito cardíaco e da pressão arterial diastólica. Nas últimas repetições de séries, até a fadiga, é o momento de maior elevação da frequência cardíaca e da pressão arterial. Após a sessão de treinamento, o que se observa é uma diminuição da pressão arterial, sendo que esta pode perdurar-se por algumas horas ou até mesmo dias, o que sustenta a hipótese de que a prática contínua e sistematizada de exercício resistido pode diminuir de forma crônica a pressão arterial.[20,22,23]

O aumento da frequência cardíaca durante o exercício resistido ocorre sob influência do sistema nervoso simpático. O componente estático do exercício obstrui o fluxo sanguíneo. Essa obstrução acaba por promover o acúmulo de metabólitos, o que ativa quimiorreceptores musculares, os quais promovem aumento expressivo da atividade nervosa simpática, ocasionando um aumento da frequência cardíaca. Dessa forma, o débito cardíaco sofre pequenos aumentos, que se devem à elevação da frequência cardíaca.[2]

A elevação da pressão arterial durante o exercício resistido é decorrente da constrição capilar dos músculos ativos, influenciada pela liberação de catecolaminas que afetam a resistência vascular periférica e ao aumento do débito cardíaco. Em situações onde se utiliza cargas mais elevadas, ocorre a elevação tanto da pressão arterial sistólica como da pressão arterial diastólica, já em treinamento com cargas submáximas, a pressão arterial sistólica não se eleva.[7,15,16,19]

A carga de treinamento também influencia a resposta da pressão arterial após a sessão de treinamento. Rezck et al.[19] mostraram que sessões com cargas mais baixas, 40% da carga máxima, reduzem tanto a pressão arterial sistólica quanto a pressão arterial diastólica no período de recuperação, o que não ocorre com cargas mais elevadas, 80% da carga máxima, que reduz apenas a pressão arterial sistólica.

PRESCRIÇÃO DO EXERCÍCIO RESISTIDO PARA HIPERTENSOS

Indivíduos hipertensos, para se beneficiarem dos efeitos fisiológicos do exercício físico, devem praticá-los regularmente, entretanto, os programas de treinamento necessitam ser monitorados por profissionais, e antes de serem submetidos ao mesmo, é fundamental que o indivíduo hipertenso seja clinicamente avaliado, uma vez que existem situações de contraindicação.

Existem inúmeras evidências epidemiológicas que suportam a importância do treinamento aeróbico para portadores de hipertensão arterial, onde se sugere atividades como caminhar, correr, nadar, pedalar e dançar, com intensidade de leve a moderada e entre 40 a 60% da captação máxima de oxigênio. Entretanto, esse fato não é observado em relação ao treinamento de força, que possui uma quantidade de estudos bem menores.

Tal fato contribuiu inclusive para a criação do mito de que a prática regular de exercícios resistidos não auxilia no controle da pressão arterial, principalmente pelo fato de as recomendações de exercícios físicos até a década de 1990, sugerirem apenas exercícios aeróbios para a melhora da saúde cardiovascular. Tal conceito foi reforçado por trabalho realizado por Forjaz et. al.,[6] que contraindicava o exercício resistido no tratamento para hipertensão. Entretanto, os achados de Braith e Beck,[1] sustentando a importância do exercício resistido no controle da pressão arterial contribuíram e, ainda hoje, contribuem para a derrubada de tal mito.

TREINAMENTO RESISTIDO E HIPERTENSÃO ARTERIAL — Capítulo 6

A classificação para os hipertensos quanto à possibilidade de realização de atividade física podem ser observadas no Quadro 6-3.

Quadro 6-3. Contraindicação do exercício físico para hipertensos

Classificação	Pressão sistólica (mmHg)	Pressão diastólica (mmHg)
Sem contraindicação	≤ 160	≤ 100
Contraindicação "relativa"	161-249	–
Contraindicação "absoluta"	> 250	–

Nos dois casos de contraindicação, é necessário que o indivíduo seja encaminhado ao médico, e que o profissional de educação física observe cuidadosamente as limitações para prescrição.

Para o profissional de Educação Física, a literatura tem mostrado uma série de cuidados que vão desde a determinação de cargas até a forma de realização do exercício. O treinamento resistido não deve ser realizado de forma isolada quando o objetivo é a reabilitação do aluno hipertenso, sendo sugerido que o mesmo seja combinado a atividades aeróbias.

Ao se planejar o programa de treinamento resistido, é aconselhável não fazer uso de treinamento isométrico (estático), uma vez que estes exercícios podem promover o aumento súbito e imediato da pressão arterial, gerando lesões e, até mesmo, rompimento de vasos sanguíneos. Assim, é sugerido treinamento isotônico (dinâmico), que deve ser realizado em velocidade não muito lenta, a fim de se evitar a elevação da resistência vascular periférica e, consequentemente, da pressão arterial.

A carga a ser utilizada ainda é uma questão muito discutida, como vimos anteriormente ao destacar as adaptações agudas ao treinamento. Existe uma tendência em se sugerir uma carga não elevada. Estudos recentes demonstram que o exercício resistido com cargas elevadas (até 100% da carga máxima) pode ser hemodinamicamente seguro para cardiopatas. Entretanto, sugerimos uma maior prudência na prescrição de treinamentos, utilizando-se cargas submáximas entre 40 e 60% de uma repetição máxima.

O número de séries é de, no mínimo, 3 para cada exercício, com intervalo entre séries de, no mínimo, 1 minuto, sendo realizada em cada série, de 8 a 15 repetições. É importante evitar séries longas e que levem até a exaustão (Quadro 6-4).

Apesar das recomendações sobre a carga, o número de séries, o intervalo entre as séries e o número de repetições a serem utilizados em um pro-

Quadro 6-4. Características do programa de treinamento			
Carga (% de 1 RM ou 1 AVMDC)	Série	Intervalo	Repetições
40 a 60	≥ 3	> 1 minuto	8 a 15

grama de exercício físico resistido para hipertensos já possuírem dados sólidos e diretrizes a serem seguidas, o mais importante é o bom senso do profissional de Educação Física que acompanha o treinamento. É necessário que o mesmo observe o comportamento do aluno durante a realização do exercício, interrompendo a realização do exercício sempre que a velocidade do movimento diminuir (antes da fadiga concêntrica); oriente o praticante adequadamente no que tange a respiração e observe se o mesmo realiza os exercícios sem apneia e com a respiração cadenciada, para evitar um aumento exponencial da pressão arterial.[21]

Na escolha dos grupamentos musculares a serem trabalhados, estudos orientam para que se priorizem os grandes grupos musculares (peitorais, costas, abdome e coxas).

A melhor estratégia de treinamento que tem sido utilizada é os exercícios em circuitos, com pesos livres e aparelhos, alternando os grupos musculares; a fim de dificultar a instalação precoce da fadiga.[17,26]

Ao sugerir a aplicação do exercício resistido na forma de circuito, Meyer,[12] I Consenso Nacional de RCV[26] e Fardy, Verril e Franklin,[4] consideram os seguintes aspectos:

- Grupos musculares solicitados.
- Grau de dificuldade de execução.
- Eventuais problemas ortopédicos que possam comprometer a execução.
- Número de estações do circuito correspondendo à utilização de 10 a 20 minutos.
- Tempo de permanência de cada estação ser de no mínimo 30 s para permitir 15 repetições cadenciadas de cada exercício.
- Duração dos intervalos entre cada estação no mínimo 30 s para permitir a recuperação da musculatura solicitada.
- Ordem dos exercícios nas estações distribuída de forma a alternar os grupos musculares solicitados para evitar fadiga, lesões musculares e articulares.
- Cuidados necessários para orientar a técnica correta da atividade respiratória de execução de cada exercício.
- Individualização das cargas de treinamento. Cada circuito necessita ser mantido por período mínimo de 8 sessões de exercícios, para facilitar o

aprendizado e o aperfeiçoamento da técnica de execução. Períodos muito prolongados de execução do mesmo circuito provocam falta de motivação e prejudicam os resultados pretendidos com o treinamento.

PROPOSTAS PRÁTICAS PARA A PRESCRIÇÃO DO TR PARA HIPERTENSOS

De acordo com os parâmetros descritos durante todo este capítulo, podemos embasar as propostas práticas de acordo com os modelos a seguir.

Exemplos de treino

Com frequência de 3 dias na semana (Quadros 6-5 e 6-6)

Quadro 6-5. Exemplo de treino A-B (3 sessões semanais)

Dia da semana	Tipo de treino	Exercício	Séries	Repetições	Recuperação
Segunda	A	Supino reto	3	8-10	até 60 s
		Supino inclinado	3	8-10	
		Pec deck	3	8-10	
		Rosca direta	4	9-11	
		Rosca concentrada	3	8-10	
		Tríceps testa	4	9-11	
		Tríceps polia alta	3	9-11	
		Desenvolvimento	3	9-11	
Quarta	B	*Leg press*	4	10-12	Até 60 s
		Cadeira flexora	4	9-11	
		Cadeira adutora	4	9-11	
		Extensão dos pés em pé	4	11-13	
		Abdominal *crunch*	4	10-12	
		Abdominal lateral	4	10-12	
		Abdominal prancha	4	10-12	
Sexta	A	Puxada alta anterior	3	10-12	Até 60 s
		Remada unilateral	3	10-12	
		Puxada baixa fechada	3	10-12	
		Tríceps corda	3	10-12	
		Tríceps inverso	4	9-11	
		Rosca martelo	3	10-12	
		Rosca *schot*	4	9-11	
		Elevação de ombros	3	9-11	

TREINAMENTO RESISTIDO E HIPERTENSÃO ARTERIAL — Capítulo 6

Quadro 6-6. Exemplo de treino A-B (3 sessões semanais)

Dia da semana	Tipo de treino	Exercício	Séries	Repetições	Recuperação
Segunda	A	Supino reto	4	8-10	Até 60 s
		Supino reto com halteres	3	9-11	
		Pec deck	3	9-11	
		Fly	3	9-11	
		Tríceps testa	3	10-12	
		Tríceps polia alta	3	10-12	
		Tríceps coice	3	8-10	
Quarta	B	Remada cavalo	4	8-10	Até 60 s
		Puxada baixa "V"	3	9-11	
		Puxada baixa inversa	3	9-11	
		Remada unilateral	3	9-11	
		Rosca direta	3	9-11	
		Rosca schot	3	8-10	
		Rosca concentrada	3	8-10	
		Desenvolvimento	4	8-10	
		Elevação lateral	4	8-10	
Sexta	C	Leg press	3	11-13	Até 60 s
		Cadeira extensora	3	9-11	
		Afundo	3	9-11	
		Extensão pés sentado	4	13-15	
		Abdominal lateral	4	11-13	
		Abd. pernas elevadas	4	11-13	
		Abdominal sustentado	4	11-13	

Com frequência de 4 dias na semana (Quadros 6-7 e 6-8)

Quadro 6-7. Exemplo de treino A-B (4 sessões semanais)					
Dia da semana	Tipo de treino	Exercício	Séries	Repetições	Recuperação
Segunda	A	Supino reto	5	8	Até 60 s
		Pec deck	3	8-10	
		Fly	3	8-10	
		Rosca inversa	3	9-11	
		Rosca martelo	3	9-11	
		Tríceps testa	4	8-10	
		Tríceps folia alta	4	8-10	
		Desenvolvimento unilateral	3	9-11	
Terça	B	Agachamento	4	10-12	Até 60 s
		Cadeira flexora	4	9-11	
		Stiff	3	9-11	
		Adução na polia baixa	3	9-11	
		Abdominal lateral	4	11-13	
		Abd. pernas elevadas	4	11-13	
		Abdominal na prancha	4	11-13	
Quinta	A	Puxada alta aberta	4	9-11	Até 60 s
		Puxada alta inversa	3	8-10	
		Puxada baixa inversa	3	8-10	
		Tríceps coice	3	9-11	
		Tríceps inverso	3	9-11	
		Rosca alternada	4	8-10	
		Rosca *schot*	4	8-10	
		Elevação anterior	3	8-10	
		Elevação lateral	3	8-10	

Quadro 6-7. Exemplo de treino A-B (4 sessões semanais) *(Cont.)*

Dia da semana	Tipo de treino	Exercício	Séries	Repetições	Recuperação
Sexta	B	Cadeira extensora	4	10-12	Até 60 s
		Avanço	4	10-12	
		Abdução polia baixa	3	9-11	
		Extensão de pés sentado	4	9-11	
		Abdominal sustentado	3	11-13	
		Abdominal na prancha	3	11-13	
		Abd. com sobrecarga	3	11-13	

Quadro 6-8. Exemplo de treino A-B-C (4 sessões semanais)

Dia da semana	Tipo de treino	Exercício	Séries	Repetições	Recuperação
Segunda	A	Supino reto	4	8-10	Até 60 s
		Supino reto com halteres	4	8-10	
		Crucifixo reto	3	10-12	
		Pec deck	3	10-12	
		Tríceps polia alta	3	9-11	
		Tríceps inverso	4	8-10	
		Tríceps testa	3	9-11	
Terça	B	Puxada alta aberta frente	4	8-10	Até 60 s
		Remada unilateral	4	8-10	
		Puxada baixa "V"	4	10-12	
		Puxada baixa inversa	3	8-10	
		Rosca *schot*	3	10-12	
		Rosca martelo	3	10-12	
		Rosca inversa	4	9-11	
		Elevação anterior	3	10-12	
		Elevação lateral	3	10-12	

(Continua)

Quadro 6-8. Exemplo de treino A-B-C (4 sessões semanais) *(Cont.)*

Dia da semana	Tipo de treino	Exercício	Séries	Repetições	Recuperação
Quinta	C	Agachamento	4	8-10	Até 60 s
		Leg press	4	8-10	
		Cadeira flexora	3	8-10	
		Stiff	3	8-10	
		Abdominal na prancha	4	11-13	
		Abdominal lateral	4	12-14	
		Abd. pernas elevadas	4	12-14	
Sexta	A	Supino inclinado	3	9-11	Até 60 s
		Cross over	3	9-11	
		Fly inclinado	3	10-12	
		Crucifixo inclinado	3	10-12	
		Tríceps polia alta	4	8-10	
		Tríceps coice	4	8-10	
		Tríceps corda	4	8-10	

Com frequência de 5 dias na semana (Quadros 6-9 e 6-10)

Quadro 6-9. Exemplo de treino A-B (5 sessões semanais)

Dia da semana	Tipo de treino	Exercício	Séries	Repetições	Recuperação
Segunda	A	Supino reto	4	8-10	Até 60 s
		Pec deck	4	8-10	
		Cross over	3	8-10	
		Tríceps testa	3	8-10	
		Tríceps coice	3	8-10	
		Rosca direta	3	8-10	
		Rosca concentrada	3	8-10	
Terça	B	Leg press	3	9-11	Até 60 s
		Agachamento	3	8-10	
		Cadeira flexora	3	9-11	
		Stiff	3	8-10	
		Abdominal lateral	4	11-13	
		Abdominal crunch	4	11-13	
		Abdominal prancha	4	11-13	

TREINAMENTO RESISTIDO E HIPERTENSÃO ARTERIAL — Capítulo 6

Quadro 6-9. Exemplo de treino A-B (5 sessões semanais) *(Cont.)*

Dia da semana	Tipo de treino	Exercício	Séries	Repetições	Recuperação
Quarta	A	Puxada alta aberta	4	8-10	Até 60 s
		Remada unilateral	4	8-10	
		Puxada baixa "V"	3	9-11	
		Elevação lateral	3	9-11	
		Elevação anterior	3	9-11	
		Elevação de ombros	3	9-11	
		Pescador	4	10-12	
Quinta	B	Cadeira extensora	3	9-11	Até 60 s
		Adução com caneleiras	3	8-10	
		Abdução com caneleiras	3	9-11	
		Avanço	3	8-10	
		Abd. pernas elevadas	4	11-13	
		Abdominal sustentado	4	11-13	
		Abdominal prancha	4	11-13	
Sexta	A	Supino inclinado	3	9-11	Até 60 s
		Fly inclinado	3	9-11	
		Pull over	3	9-11	
		Tríceps corda	4	8-10	
		Tríceps polia alta	4	8-10	
		Rosca *schot*	4	8-10	
		Rosca unilateral	4	9-11	

Quadro 6-10. Exemplo de treino A-B-C (5 sessões semanais)

Dia da semana	Tipo de treino	Exercício	Séries	Repetições	Recuperação
Segunda	A	Supino reto	4	8-10	Até 60 s
		Supino reto com halteres	4	8-10	
		Pec deck	3	8-10	
		Cross over	3	8-10	
		Tríceps testa	4	9-11	
		Tríceps coice	3	9-11	
		Tríceps polia alta	4	8-10	

(Continua)

Quadro 6-10. Exemplo de treino A-B-C (5 sessões semanais) *(Cont.)*

Dia da semana	Tipo de treino	Exercício	Séries	Repetições	Recuperação
Terça	B	Puxada baixa "V"	4	8-10	Até 60 s
		Puxada baixa aberta	4	8-10	
		Remada cavalo	3	9-11	
		Remada unilateral	3	9-11	
		Rosca *schot*	4	8-10	
		Rosca concentrada	3	8-10	
		Rosca alternada	4	8-10	
		Desenvolvimento	3	10-12	
		Elevação lateral	3	10-12	
Quarta	C	*Leg press*	4	9-11	Até 60 s
		Agachamento	4	9-11	
		Cadeira flexora	3	10-12	
		Stiff	3	10-12	
		Abdominal lateral	4	13-15	
		Abd. pernas elevadas	4	13-15	
		Abdominal prancha	4	13-15	
Quinta	A	Supino inclinado	4	8-10	Até 60 s
		Fly inclinado	3	8-10	
		Crucifixo inclinado	4	8-10	
		Pull over	3	8-10	
		Tríceps supinado	3	9-11	
		Tríceps corda	4	9-11	
		Tríceps polia alta	3	8-10	
Sexta	B	Puxada alta aberta	4	8-10	Até 60 s
		Puxada alta inversa	3	9-11	
		Puxada baixa inversa	4	8-10	
		Puxada alta "V"	3	9-11	
		Rosca direta	4	8-10	
		Rosca martelo	3	10-12	
		Rosca concentrada	3	10-12	
		Elevação anterior	4	10-12	
		Elevação de ombros	4	10-12	

REFERÊNCIAS BIBLIOGRÁFICAS

1. Braith RW, Beck DT. Resistance exercise: training adaptations and developing a safe exercise prescription. *Heart Failure Review* 2008;13(1):69-79.
2. Brum PC, Forjaz CLM, Tinucci T et al. Adaptações agudas e crônicas do exercício físico no sistema cardiovascular. *Rev Paulista Edu Fís* 2004;18:21-31.
3. Cooper KH. *Controlando a hipertensão*. Rio de Janeiro: Nórdica, 1990.
4. Fardy P, Verril D, Franklin BA. *Exercise evaluation, prescription and training*. In: Fardy P et al. *Training techniques in cardiac rehabilitation*. USA: Human Kinetics, 1998.
5. Ferreira JAC, Aspectos da utilização do treinamento de força em programas de reabilitação cardíaca. *Revista SOCERJ* 1997;10(4).
6. Forjaz CLM, Cardoso Jr CG, Araújo EA et al. Exercício físico e hipertensão arterial: riscos e benefícios. *Hipertensão* 2006;9(3):104-12.
7. Franklin BA, Bonzheim K, Gordon S et al. Resistance training in cardiac rehabilitation. *J Cardiopul Rehabil* 1991.
8. Guyton AC, Hall JE. *Fisiologia humana e mecanismos das doenças*. 6. ed. Rio de Janeiro: Guanabara Koogan, 1998.
9. Matsudo VKR. Vida ativa para o novo milênio. *Revista Oxidologia* 1999:18-24.
10. Mello Aires M. Fisiologia humana. 2. edição. Rio de Janeiro: Guanabara Koogan, 1999.
11. Monteiro MF. Exercício físico e o controle da pressão arterial. *Rev Bras Med Esporte*, São Paulo 2004 Nov./Dez.;10(6):513-16.
12. Meyer FU. Haemodynamic changes of local dental anesthesia in normotensive and hypertensive subjects. *Int J Clin Pharmacol Ther Toxicol* 1984;24:477-81.
13. Muniz MF. Hipertensão arterial: o inimigo silencioso, como vencê-lo. Rio de Janeiro: Nova Frointeira, 1992.
14. Passos VMA, Assis TD, Barreto SM. Hipertensão arterial no Brasil: estimativa de prevalência a partir de estudos de base populacional. *Epidemiologia e Serviços de Saúde*. 2006;15:35-45.
15. Polito MD, Farinatti PTV. Comportamento da pressão arterial após exercícios contra-resistência: uma revisão sistemática sobre variáveis 20 determinantes e possíveis mecanismos. *Rev Bras Med Esp* 2006;12(6):386-92.
16. Polito MD, Farinatti PTV. Respostas de frequência cardíaca, pressão arterial e duplo—produto ao exercício contra-resistência: uma revisão da literatura. *Revista Portuguesa de Ciências do Desporto* 2003;3:7-15.
17. Polito MD. *Prescrição de exercícios para a saúde e qualidade de vida*. SP: Phorte, 2010.
18. Powers SK, Howley ET. *Fisiologia do exercício: teoria e aplicação ao condicionamento e ao desempenho*. 3. ed. São Paulo: Manole, 2000.
19. Rezk CC, Marrache RC, Tinucci T et al. Post-resistance exercise hypotension, hemodynamics, and heart rate variability: influence of exercise intensity. *Eur J Appl Physiol* 2006 Sept.;98(1):105-12.
20. Silva VG. Fisiologia do exercício – Ponto de vista: segurança cardiovascular e hipertensão arterial. *Saúde em Movimento* 2003 Nov.
21. Sociedade Brasileira de Cardiologia; Sociedade Brasileira de Hipertensão; Sociedade Brasileira de Nefrologia. VI Diretrizes Brasileiras de Hipertensão. *Arq Bras Cardiol* 2010;95(1 Supl1):1-51.
22. Thompson PD. *O exercício e a cardiologia do esporte*. Barueri: Manole, 2004.

23. Umpierre D, Stein R. Efeitos hemodinâmicos e vasculares do treinamento resistido: implicações na doença cardiovascular. *Arq Bras Cardiol* 2007;89(4).
24. Winett RA, Carpinelli RN. Benefícios potenciais do treinamento resistido relacionados à saúde. *Preventive Medicine* 2001;33:503-13.
25. World Health Organization. *Global health risks: mortality and burden of disease attributable to selected major risks*. Geneva: World Health Organization, 2009.
26. I Consenso Nacional de Reabilitação Cardiovascular. *Arq Bras Cardiol* 1997;69(4):267-291.

CAPÍTULO 7
TREINAMENTO RESISTIDO PARA A LONGEVIDADE

Patrícia Furlan Varsoni
Henrique Miguel

O trabalho físico com os indivíduos da "terceira idade", "melhor idade" ou "idade madura" tem sido uma constante discussão nos últimos anos na área da saúde, sendo que muitos profissionais deste meio, buscam se empenhar cada dia mais neste ponto de pesquisa e ressaltar os inúmeros benefícios que os exercícios físicos regulares podem acarretar fisiologicamente aos praticantes.

O aumento dos projetos científicos voltados para tal ponto de estudo e a maior preocupação em difundir trabalhos com este grupo de pessoas têm sido verificado pelo aumento da expectativa de vida e o avanço dos métodos da medicina preventiva que se tornaram fatores presentes durante os últimos anos, principalmente pelo apoio da comunidade, dos profissionais direcionados às questões da terceira idade e das autoridades públicas.[8]

CONCEITUANDO O ENVELHECIMENTO

É importante ressaltar que o envelhecimento da população no mundo é acelerado, sendo que a estimativa para o Brasil é que no ano de 2025, cerca de 15% da população esteja acima dos 60 anos de idade, ou seja, 30 milhões de pessoas aproximadamente.[16] Tal fato deve ser revisto de forma minuciosa por todos profissionais da Educação Física e repensado para que nosso serviço se enquadre ao momento em que estamos vivenciando dentro dos parâmetros mundiais.

Sabe-se que com o envelhecimento cronológico, inúmeros fatores fisiológicos do organismo tendem a ficar limitados e seguirem em constante decréscimo. Também são observadas inúmeras doenças crônico-degenerativas, provenientes de hábitos inadequados de vida e padrões pouco saudáveis durante a fase adulta.[6,18]

Os principais impactos do envelhecimento no organismo podem ser relacionados como se segue:

- Decréscimo agudo da coordenação, equilíbrio, agilidade, flexibilidade, mobilidade articular e acentuada rigidez nos ligamentos, tendões e cartilagens.
- Diminuição do tempo de reação e velocidade de movimento, decorrente da redução de número e do tamanho dos neurônios, proporcionando baixa velocidade de condução nervosa.
- Maior índice de fadiga muscular, pouca capacidade de hipertrofia, diminuição de 10 a 20% na força muscular, culminando na queda acentuada da capacidade física do idoso para realização de suas AVD (Atividades de Vida Diária).
- Diminuição da frequência e do volume respiratório, seguido do declínio do número de alvéolos, dificultando a tolerância ao esforço.
- Diminuição da sociabilidade, controle emocional, culminando na depressão, afastamento e isolamento, em razão dos fatores como baixa autoestima, solidão, impotência sexual, dependência funcional das atividades pessoais diárias, entre outros.
- Diminuição da frequência e do débito cardíaco, do VO_2 máximo, com aumento do débito de O_2, da pressão arterial e da concentração de lactato, proporcionando queda significativa na resposta adaptativa e recuperação ao exercício.[2,7,9,11,14]

Para que possamos prescrever exercícios físicos para este determinado grupo, é importante que saibamos qual o nível de capacidade funcional deste indivíduo, a fim de potencializar ao máximo toda e qualquer atividade e programa designada ao idoso em questão. Spirduso[15] nos mostra um quadro que pode auxiliar de maneira significativa na visualização das capacidades funcionais do idoso, ou simplesmente AVD. Esta será uma grande ferramenta para montagem do planograma de treino do indivíduo, seguindo suas principais deficiências e os objetivos que devem ser alcançados (Quadro 7-1).

ASPECTOS DO TREINAMENTO RESISTIDO PARA IDOSOS

De acordo com Fleck *et al.*,[4] nos últimos anos ficou comprovado que os idosos podem-se beneficiar com sua inserção em programas de treinamento de força. Esta descoberta despertou muita atenção nos profissionais da área, atentos que o aumento da força e da capacidade funcional (p. ex., mobilidade aumentada) pode melhorar a qualidade de vida até mesmo de indivíduos com doenças crônicas.

> **Quadro 7-1. Níveis de funcionalidade nas atividades diárias de um idoso (Adaptado de Spirduso).[15]**
>
> **Nível I**
> Fisicamente incapazes: totalmente dependentes
> Fisicamente dependentes: realizam algumas atividades básicas da vida diária e são dependentes
>
> **Nível II**
> Fisicamente frágeis: realizam tarefas domésticas leves, preparam as refeições, fazem compras. Conseguem fazer algumas das atividades intermediárias e todas as atividades básicas da vida diária, que incluem as atividades de autocuidado
>
> **Nível III**
> Fisicamente independentes: conseguem realizar todas as atividades intermediárias da vida diária, incluem os idosos com estilo de vida ativo, mas que não realizam atividades físicas de forma regular
>
> **Nível IV**
> Fisicamente aptos ou ativos: realizam trabalho físico moderado, esportes de resistência e jogos. São capazes de realizar as atividades avançadas da vida diária e a maioria das atividades preferidas
>
> **Nível V**
> Atletas: realizam atividades competitivas, podendo disputar no âmbito internacional e praticar esportes de alto risco

O treinamento de força é um modo de diminuir o declínio em força e massa muscular relacionado com a idade, o que resulta em melhor qualidade de vida.

Guedes *et al.*[5] nos mostra que um estilo de vida adequado, incluindo a realização de atividade física regular, boa nutrição e descanso adequado, tendem a retardar a chegada da terceira idade, por prolongar as capacidades funcionais normais de um indivíduo, buscando uma melhor manutenção das estruturas do organismo.

ALTERAÇÕES DA FORÇA E POTÊNCIA MUSCULAR RELACIONADA COM A IDADE

O nível de força muscular do organismo necessário para satisfazer às demandas diárias do cotidiano permanece inalterado durante a vida. No entanto, a força máxima de uma pessoa, bem acima das demandas diárias no início da vida, diminui de forma constante com o envelhecimento.[19]

Segundo Fleck *et al.*,[4] a força e a potência são fatores importantes para as capacidades funcionais. A diminuição da força muscular pode avançar até que uma pessoa idosa não possa realizar as atividades comuns da vida diária, levando à internação em instituições cuidadoras, por isso, é importante manter níveis adequados de força muscular conforme envelhecemos, pois ela é vital para a saúde e a vida independente.

O desempenho de força apresenta seu pico entre os 20 a 30 anos de idade, após, ele permanece relativamente estável ou diminui ligeiramente durante os 20 anos seguintes. Na sexta década de vida uma diminuição drástica ocorre tanto em homens quanto em mulheres, embora nas mulheres esta diminuição seja mais severa.

Wilmore & Costill[19] relatam que a capacidade de mudar da posição sentada para a posição em pé é comprometida em torno dos 50 anos e, por volta dos 80 anos, essa tarefa torna-se impossível para algumas pessoas.

O treinamento de força mantém e/ou aumenta mesmo que de forma reduzida a força muscular e a hipertrofia muscular em idades mais avançadas, melhorando com isto a qualidade de vida dos idosos. Consequentemente, este aumento da secção transversa do músculo por meio do treinamento de força, diminui a gordura desta região e faz com que além do ganho de força e potência, o indivíduo mantenha um percentual de gordura mais baixo em relação às pessoas idosas destreinadas ou sedentárias.

Um número de fatores interligados poderia contribuir para a perda de força muscular e da potência com a idade. Ainda não se sabe como estes fatores interagem uns com os outros e quais os mecanismos exatos que predominam sob certas condições ou em certas idades.[4]

Exemplos de alguns fatores associados à perda da força muscular podem ser vistos no Quadro 7-2.

Quadro 7-2. Fatores associados à perda da força muscular em idosos

- Alterações musculoesqueléticas da senilidade
- Acúmulo de doenças crônicas
- Medicamentos necessários para o tratamento de doenças
- Alterações no sistema nervoso
- Redução das secreções hormonais
- Desnutrição
- Atrofia por desuso

ASPECTOS FISIOLÓGICOS DO TREINAMENTO FÍSICO COM O AVANÇO DA IDADE

O envelhecimento, pelo ponto de vista funcional é, ativo e irreversível, causando mais vulnerabilidade do organismo às agressões externas e internas. Há muitas evidências de que o processo de envelhecimento é de natureza multifatorial e dependente da programação genética e das alterações que ocorrem em nível molecular-celular.

Pode haver, consequentemente, diminuição da capacidade funcional das áreas afetadas e sobrecarga dos mecanismos de controle homeostáticos, que passam a servir como substrato fisiológico para influência da idade na apresentação da doença, da resposta ao tratamento proposto e das complicações que se seguem.[10]

As mudanças trazidas pelo envelhecimento são em grande parte conhecidas, mas não se pode afirmar se são primárias, presentes em todas as pessoas e geneticamente determinado, ou se são secundárias, caracterizado pelo somatório de fatores externos, como: alimentação, fumo, ingestão de álcool, tipo de personalidade, prática de atividade física e outros mais, que juntos intensificarão ou atenuarão as mudanças causadas pelo envelhecimento primário.

Definir o envelhecimento e classificar o indivíduo como idoso requer mais do que um simples marco cronológico, é um processo complexo que começa desde que nascemos até a morte. É um processo de deterioração da função dos órgãos e das funções biológicas que engloba a grande variabilidade interindividual, pois as pessoas envelhecem em diferentes velocidades e de diferentes modos (Quadro 7-3).[10]

Quadro 7-3. Alterações morfológicas e fisiológicas causadas pelo avanço da idade segundo Guedes et al.[5]

↑ gordura corporal
↓ frequência cardíaca
↓ força muscular
↓ massa muscular
↓ coordenação motora
↓ flexibilidade
↓ propriocepção
↓ ventilação
↓ $VO_2máx$
↓ tolerância à glicose
↓ metabolismo basal

Em decorrência da perda de algumas funções, Negrão e Barreto[10] citam que os profissionais da área da saúde, especificamente os profissionais de Educação Física, têm o importante papel de criar e incentivar ações educativas para sensibilizar a população como um todo, em especial os idosos, a praticar exercício físico e educar-se para incorporá-lo como hábito de vida. Para que esses profissionais implantem essas ações será necessário conhecermos os principais aspectos do envelhecimento e a influência do condicionamento físico na obtenção e na manutenção da saúde do idoso, seja ela psicológica, emocional, física ou funcional.

ASPECTOS PSICOSSOCIAIS DO ENVELHECIMENTO E EXERCÍCIO FÍSICO

No envelhecimento ocorrem diversas alterações para o ser humano, trazendo mudanças psicológicas. O estado emocional de um idoso implica contextualização de sua história de vida, suas reações emocionais provavelmente estão diretamente relacionadas com a vivência que acumulou no transcorrer de sua existência. As condições psicológicas que o idoso apresenta estão diretamente relacionadas com sua história pessoal e a condição de vida na qual envelhece. Se as condições ambientais das quais desfrutou forem favoráveis, terá maior probabilidade de viver sua velhice com satisfação, prazer e alegria. Caso essas condições forem desfavoráveis, a probabilidade de desfrutar de condição psicológica negativa será maior.[10,12]

Brouwer[3] relata que ao longo da vida, à medida que as pessoas vivem mais, mudanças repentinas acontecem, as distâncias parecem aumentar, problemas de saúde aparecem com mais frequência, ocorre o afastamento do mercado de trabalho mais frequente, fazendo com que as condições econômicas fiquem mais difíceis. Na visão do idoso, a sociedade se modifica. Isso exige maneiras diferentes de viver uma grande flexibilidade e capacidade de adaptação que nem sempre os idosos têm.

Considerar o idoso do ponto de vista psicológico é considerar as condições de vida nas quais vive e viveu e o tipo de pessoa que foi. Sob o aspecto psicológico, melhor aptidão física e manutenção do desempenho das atividades da vida diária geram sensações corporais agradáveis descritas no Quadro 7-4.

Para que se tenha uma saúde física e mental melhor, uma boa percepção da condição de saúde e manutenção da capacidade motora são condições necessárias para que o idoso enfrente não só situações hostis do meio ambiente, mas para que se recupere de doenças e outros quadros clínicos que possam apresentar. Em outras palavras, leva o idoso a ser ativo e a manter ou melhorar a sua autoimagem, a sua autoestima, aumentando

TREINAMENTO RESISTIDO PARA A LONGEVIDADE   Capítulo 7

Quadro 7-4. Sensações corporais positivas em idosos por meio do controle da aptidão física
• Conforto
• Relaxamento e ausência de dores e de cansaço
• Maior disposição, alteração no quadro de doenças
• Diminuição do uso de medicamentos
• Manutenção a condição de eficiência, independência e autonomia

seu autoconceito, contribuindo, ou até mesmo substituindo, a ideia de um processo de perdas para propiciar novas conquistas, buscando o prazer à satisfação pessoal e o crescimento.

ASPECTOS FISIOLÓGICOS DO ENVELHECIMENTO E EXERCÍCIO FÍSICO

O envelhecimento normal é uma situação comum a todos os seres vivos, sendo uma somatória de modificações físicas e psicológicas, que podem ser agravados de acordo com o estilo de vida adotado pelo idoso. Sendo assim, é necessário o conhecimento de seus aspectos anatômicos e sua fisiologia (Rebelatto e Morelli, 2004).

Aspectos fisiológicos e anatômicos

Sistema musculoesquelético

O sistema musculoesquelético está diretamente ligado às mais importantes funções corporais, como a capacidade de realizar movimentos e a capacidade de locomoção. Esses sistemas compreendem força muscular, resistência muscular e flexibilidade. Se por ventura essas três funções não forem mantidas, a função musculoesquelética estará prejudicada. A queda acentuada da massa muscular é a principal razão para a redução na capacidade de produção de força com a idade (denominada sarcopenia). A sarcopenia também contribui para outras alterações associadas à idade, como diminuição da densidade óssea, menor sensibilidade à insulina, menor capacidade aeróbia, além da diminuição do metabolismo basal.

Segundo Negrão e Barreto,[10] com relação ao sistema muscular, verifica-se uma diminuição lenta e progressiva. Nessa diminuição, cerca de 50% está entre a faixa etária dos 25 aos 80 anos e é caracterizada por atrofia muscular a com perda significativa das fibras esqueléticas. O número de fibras musculares no idoso é 20% menor que no adulto, sendo o declínio acentuado mais em fibras do tipo II (brancas, glicolíticas e de contração rápida). A diminuição nas fibras está diretamente relacionada com a diminuição da força muscular.

Com relação à massa óssea até aos 20 anos de idade há um progressivo aumento, que chega no máximo até aos 40 anos. A partir daí, a taxa de reabsorção aumenta e passa ocorrer à perda progressiva dessa massa óssea. Esse declínio está estimado cerca de 1% ao ano, podendo chegar até 5% após a menopausa. A diminuição na massa óssea (osteopenia) pode provocar osteoporose, doença disseminada por todo o esqueleto, aumentando à fragilidade e a suscetibilidade à fraturas.

Sistema cardiorrespiratório

O envelhecimento do sistema cardiovascular caracteriza-se por alterações centrais (coração) e sistêmicas (vasos e artérias). Na composição cardíaca, o anel mitral e as cúspides aórticas acabam sofrendo fibrose e calcificação, destacando-se, também, a hipertrofia do ventrículo esquerdo, caracterizada por aumento na espessura de sua parede, associada à perda progressiva de miócitos e substituição destes por tecido fibroso. Contudo, a pressão diastólica não sofre modificações significativas nesse período.[10]

No complexo arterial, observa-se uma dilatação da aorta com enrijecimento e espessamento das grandes artérias por perda progressiva de tecido elástico, acúmulo de tecido conectivo e depósito de cálcio. Também há um aumento da espessura da parede das arteríolas, essas alterações promovem a elevação da pressão sistólica, o aumento da impedância aórtica e a diminuição da barorreflexa arterial.

Já o sistema respiratório, sofre modificações que comprometem o transporte de oxigênio e a capacidade física dos idosos. Essas alterações caracterizam modificações fisiológicas que prejudicam os pulmões, a caixa torácica e a musculatura respiratória. Ocorre, a perda das propriedades de movimentação elástica do pulmão, o enrijecimento da parede torácica e a queda acentuada da capacidade muscular pulmonar, provocando uma maior participação do diafragma e dos músculos abdominais na respiração. A perda da elasticidade, da complacência e dos volumes pulmonares, é decorrente das alterações do tecido conectivo pulmonar, da redução de massa muscular e da acentuação da cifose fisiológica.

O exercício físico de baixa intensidade promove diminuição na produção de lactato, aumento no VO_2 e ventilação para cargas relativas de trabalho e aumento no VO_2 pico em idosos. O exercício físico regular retarda o declínio da função pulmonar associado ao envelhecimento e interfere positivamente na redução da capacidade física. Já o exercício mais intenso resulta em menor perda do VO_2 pico com a velhice (Quadro 7-5).

> **Quadro 7-5. Mecanismos que explicam o maior VO$_2$ pico alcançado com treinamento físico em indivíduos idosos treinados**
>
> - Aumento no fluxo sanguíneo para o músculo em exercício, demonstrando melhor distribuição do débito cardíaco para tais músculos
> - Aumento no débito cardíaco máximo, que contribui para maior oferta de oxigênio e que se deve a um aumento no volume sistólico máximo, uma vez que não é observada diferença alguma na frequência cardíaca máxima entre indivíduos treinados e sedentários
> - Maior diferença arteriovenosa máxima de oxigênio

O treinamento físico para idosos também leva à bradicardia de repouso (uma diminuição na frequência cardíaca), outro marcador importante no feito do treinamento físico.

Sistema nervoso

O sistema nervoso é o sistema mais comprometido, pois ele é responsável pela vida de relação intra e extrassensorial (sensações, movimentos, funções psíquicas e outros) e pela vida vegetativa (funções biológicas internas), sendo fundamental para a manutenção da homeostase, pois ele é o principal fator de integração das atividades orgânicas. Observa-se a atrofia dos centros reguladores cerebrais, por diminuição do número de células nervosas e a redução do peso cerebral. Além disso, há redução moderada da síntese de neurotransmissores.[10,17]

Com o avanço da idade, cerca de 7% da população acima dos 65 anos apresentam o mal de Alzheimer. As modificações do sistema nervoso central alteram as funções fisiológicas do idoso de maneira considerável, mas o processo normal do envelhecimento cerebral pode ser diminuído quando são estimulados apropriadamente. Essas modificações também se implicam sobre o sistema neuromotor, em particular sobre a postura do corpo, o equilíbrio, a velocidade e o controle dos movimentos. As capacidades físicas tornam-se mais lentas e menos precisas, com reações vagarosas aos estímulos. Observa-se, ainda, queda considerável nas funções dos sistemas visual, vestibular e somatossensorial, comprometendo a manutenção da postura ereta e do equilíbrio.

A agilidade também é afetada de maneira considerável, e nessas alterações neuromotoras estão associadas à diminuição na massa muscular e degeneração óssea que acaba contribuindo para o maior risco de queda com lesões e fraturas.

O exercício físico melhora a função muscular, o equilíbrio e a rapidez dos movimentos em relação ao processamento do estímulo, aumentando a força muscular e o controle postural, reduzindo as quedas e contribuindo para a manutenção da independência do idoso.

Alterações anatômicas

Ocorrem modificações anatômicas na coluna vertebral, que causam diminuição na estatura (aproximadamente de 1 a 3 cm a cada década). Isto ocorre pela redução dos arcos dos pés, aumentando a curvatura da coluna vertebral, além da diminuição do diâmetro dos discos vertebrais. Com o envelhecimento o diâmetro da caixa torácica e do crânio tende a aumentar. Ao atingir a faixa dos 50 anos de idade inicia-se a atrofia óssea, ou seja, a perda de massa óssea. A cartilagem articular torna-se menos resistente e menos estável sofrendo um processo degenerativo. Ocorre também a redução lenta e progressiva da massa muscular, sendo o tecido gradativamente substituído por colágeno e gordura. Com a chegada do envelhecimento modifica-se de maneira efetiva a atividade celular na medula óssea, ocasionando reabastecimento inadequado de osteoclastos e osteoblastos e, também, desequilíbrio no processo de reabsorção e formação óssea, resultando em perda óssea. A quantidade de gordura corporal aumenta em decorrência da ingestão alimentar, e da diminuição da atividade física e da redução da capacidade de mobilizar gordura.[19]

PARÂMETROS DO TR PARA IDOSOS

Para o conhecimento pleno das possibilidades de trabalho para com seu cliente da terceira idade, é necessário que o diálogo se torne uma ferramenta obrigatória durante a sessão de treino. É importante que o profissional saiba sempre como está seu aluno, antes, durante e após o trabalho.

Um plano bem elaborado pode levar inúmeros benefícios a indivíduos da terceira idade, principalmente os que passaram por uma fase adulta sem muitos contatos com os exercícios resistidos. Para que este seja completamente voltado para idosos, sem maiores complicações futuras, devemos sempre observar algumas ressalvas:

- Para não desmotivar a prática, a sessão deve durar no máximo 60 minutos, sendo que 20 a 30 minutos serão voltados para a realização dos exercícios, e o restante será vivenciado pelo diálogo e descanso.
- A seleção dos grupos musculares a serem trabalhados na sessão devem sempre visar a relação com as atividades diárias destes indivíduos (grandes grupos, peitoral, quadríceps, glúteo, abdome).
- É recomendado um número de 8 a 10 exercícios de 8 a 12 repetições dentro de uma sessão do programa com porcentagem de carga média.

- Deve ser realizado no mínimo 3 vezes por semana, com intervalos (repouso) de 48 horas para recuperação da musculatura e prevenção do *overtraining*.[1,11]

A melhora da qualidade de vida destes indivíduos é observada de forma notória após um período de trabalho contínuo. Diversos são os benefícios e as consequências que estes podem trazer:

- Melhora da autoestima e da socialização.
- Melhora das capacidades funcionais.
- Aumento da mobilidade articular.
- Menor queda dos níveis de força muscular.
- Melhora do trabalho cardiorrespiratório.
- Diminuição do decréscimo do equilíbrio e coordenação.
- Diminuição da dependência para realização de atividades diárias simples.

O estilo ativo de vida tem papel importante nos dias atuais. É nosso dever propagar tal propósito a fim de que cada dia mais indivíduos nesta faixa de idade pratiquem exercícios físicos regularmente e mantenham uma velhice saudável e duradoura (Quadro 7-6).

Quadro 7-6. Variáveis do TR para idosos					
Carga (% de 1 RM ou AVMDC)	Séries	Repetições	Exercícios por sessão	Intervalo	Frequência semanal
40 a 80	2 a 5	8 a 12	8 a 10	60 a 120 s	3 a 5 vezes

PROPOSTAS PRÁTICAS PARA A PRESCRIÇÃO DO TR PARA LONGEVIDADE

Podemos embasar as propostas práticas de acordo com os modelos a seguir, embasados nos parâmetros descritos durante o conteúdo deste capítulo.

Exemplos de treino

Com frequência de 3 dias na semana (Quadros 7-7 e 7-8)

Quadro 7-7. Exemplo de treino A-B (3 sessões semanais)

Dia da semana	Tipo de treino	Exercício	Séries	Repetições	Recuperação
Segunda	A	Supino reto	4	8-10	60 a 120 s
		Supino inclinado	4	8-10	
		Pec deck	4	8-10	
		Rosca direta	3	9-11	
		Rosca concentrada	3	8-10	
		Tríceps testa	4	9-11	
		Tríceps polia alta	3	9-11	
		Desenvolvimento	3	9-11	
Quarta	B	*Leg press*	3	10-12	60 a 120 s
		Cadeira flexora	3	9-11	
		Cadeira adutora	3	9-11	
		Extensão dos pés em pé	3	11-13	
		Abdominal *crunch*	3	10-15	
		Abdominal lateral	4	10-15	
		Abdominal prancha	4	10-15	
Sexta	A	Puxada alta anterior	4	10-12	60 a 120 s
		Remada unilateral	4	10-12	
		Puxada baixa fechada	3	10-12	
		Tríceps corda	3	10-12	
		Tríceps inverso	4	9-11	
		Rosca martelo	3	10-12	
		Rosca *schot*	4	9-11	
		Elevação de ombros	3	9-11	

Quadro 7-8. Exemplo de treino A-B-C (3 sessões semanais)

Dia da semana	Tipo de treino	Exercício	Séries	Repetições	Recuperação
Segunda	A	Supino reto	4	8-10	60 a 120 s
		Supino reto com halteres	4	9-11	
		Pec deck	4	9-11	
		Fly	3	9-11	
		Tríceps testa	4	10-12	
		Tríceps polia alta	3	10-12	
		Tríceps coice	3	8-10	
Quarta	B	Remada cavalo	4	8-10	60 a 120 s
		Puxada baixa "V"	4	9-11	
		Puxada baixa inversa	3	9-11	
		Remada unilateral	3	9-11	
		Rosca direta	4	9-11	
		Rosca schot	4	8-10	
		Rosca concentrada	4	8-10	
		Desenvolvimento	4	8-10	
		Elevação lateral	4	8-10	
Sexta	C	Leg press	3	11-13	60 a 120 s
		Cadeira extensora	3	9-11	
		Afundo	3	9-11	
		Extensão dos pés sentado	4	13-15	
		Abdominal lateral	4	11-13	
		Abd. pernas elevadas	4	11-13	
		Abdominal sustentado	4	11-13	

Capítulo 7 — TREINAMENTO RESISTIDO PARA A LONGEVIDADE

Com frequência de 4 dias na semana (Quadros 7-9 e 7-10)

Quadro 7-9. Exemplo de treino A-B (4 sessões semanais)

Dia da semana	Tipo de treino	Exercício	Séries	Repetições	Recuperação
Segunda	A	Supino inclinado	4	8	60 a 120 s
		Fly inclinado com halteres	4	9-11	
		Pull over	4	8-10	
		Tríceps polia alta	4	8	
		Tríceps invertido	3	9-11	
		Rosca schot	4	8	
		Rosca martelo	3	9-11	
		Elevação anterior	3	9-11	
		Elevação de ombros	3	9-11	
Terça	B	Leg press	4	10-12	60 a 120s
		Cadeira flexora	4	8-10	
		Extensão dos pés sentado	4	8-10	
		Agachamento	3	8-10	
		Adução na polia baixa	3	8-10	
		Abdominal prancha	3	11-13	
		Abdominal inclinado	3	11-13	
		Abd. com sobrecarga	3	11-13	
Quinta	A	Remada unilateral	4	8-10	60 a 120 s
		Remada cavalo	3	8-10	
		Puxada baixa inversa	4	8-10	
		Rosca concentrada	4	8-10	
		Rosca direta	3	10-12	
		Tríceps supinado	3	8-10	
		Tríceps francês	3	10-12	
		Elevação lateral	4	9-11	
		Desenvolvimento	4	9-11	
Sexta	B	Avanço	3	10-12	60 a 120 s
		Cadeira extensora	3	10-12	
		Abdução polia baixa	3	10-12	
		Afundo	3	8-10	
		Extensão dos pés em pé	3	9-11	
		Abdominal lateral	4	13-15	
		Abd. com rotação de tronco	4	13-15	
		Abd. sustentado	4	13-15	

Quadro 7-10. Exemplo de treino A-B-C (4 sessões semanais)

Dia da semana	Tipo de treino	Exercício	Séries	Repetições	Recuperação
Segunda	A	Supino reto	4	9-11	60 a 120 s
		Supino reto com halteres	4	9-11	
		Crucifixo	4	9-11	
		Pec deck	4	9-11	
		Tríceps coice	4	8-10	
		Tríceps testa	3	9-11	
		Tríceps polia alta	3	10-12	
Terça	B	Puxada alta aberta frente	4	10-12	60 a 120 s
		Puxada baixa fechada	4	11-13	
		Puxada baixa aberta	4	11-13	
		Remada cavalo	4	10-12	
		Rosca martelo	4	10-12	
		Rosca *schot*	3	10-12	
		Rosca unilateral	3	10-12	
Quinta	C	*Stiff*	4	11-13	60 a 120 s
		Agachamento	4	9-11	
		Cadeira extensora	3	10-12	
		Cadeira flexora	3	10-12	
		Abdominal prancha	4	11-13	
		Abd. pernas elevadas	4	11-13	
		Abdominal lateral	4	11-13	
Sexta	A	*Fly*	3	9-11	60 a 120 s
		Supino inclinado	3	9-11	
		Pec deck	3	9-11	
		Supino reto	3	11-13	
		Tríceps corda	4	9-11	
		Tríceps polia alta	4	8-10	
		Tríceps coice	4	8-10	

Com frequência de 5 dias na semana (Quadros 7-11 e 7-12)

Quadro 7-11. Exemplo de treino A-B (5 sessões semanais)

Dia da semana	Tipo de treino	Exercício	Séries	Repetições	Recuperação
Segunda	A	Supino com halteres	3	10-12	60 a 120 s
		Fly	3	10-12	
		Pec deck	3	10-12	
		Rosca alternada	3	9-11	
		Rosca martelo	3	10-12	
		Tríceps polia alta	3	10-12	
		Tríceps corda	4	9-11	
		Elevação lateral	3	9-11	
		Elevação de ombros	3	9-11	
Terça	B	Agachamento	4	9-11	60 a 120 s
		Leg press	4	9-11	
		Extensão de pés sentado	4	8-10	
		Cadeira flexora	3	8-10	
		Stiff	3	8-10	
		Abd. pernas elevadas	4	12-14	
		Abdominal prancha	4	12-14	
		Abdominal lateral	4	12-14	
Quarta	A	Remada unilateral	4	8-10	60 a 120 s
		Puxada alta aberta	4	9-11	
		Puxada alta fechada	3	10-12	
		Tríceps supinado	4	10-12	
		Tríceps francês	3	10-12	
		Rosca direta	4	10-12	
		Rosca schot	3	10-12	
		Elevação anterior	3	9-11	
		Desenvolvimento	3	9-11	
Quinta	B	A fundo	3	8-10	60 a 120s
		Adução polia baixa	3	9-11	
		Cadeira extensora	4	9-11	
		Abdução com caneleiras	3	9-11	
		Avanço	4	9-11	
		Abdominal sustentado	3	11-13	
		Abdominal lateral	3	11-13	
		Abd. com sobrecarga	3	11-13	

Quadro 7-11. Exemplo de treino A-B (5 sessões semanais) *(Cont.)*

Dia da semana	Tipo de treino	Exercício	Séries	Repetições	Recuperação
Sexta	A	Supino reto	4	8-10	60 a 120 s
		Crucifixo	4	9-11	
		Supino declinado	4	10-12	
		Rosca concentrada	3	10-12	
		Rosca inversa	3	9-11	
		Tríceps coice	3	9-11	
		Tríceps testa	3	11-13	
		Desenvolvimento	3	11-13	
		Elevação de ombros	3	11-13	

Quadro 7-12. Exemplo de treino A-B-C (5 sessões semanais)

Dia da semana	Tipo de treino	Exercício	Séries	Repetições	Recuperação
Segunda	A	Supino reto	4	8-10	60 a 120 s
		Supino inclinado	4	8-10	
		Fly inclinado	4	8-10	
		Crucifixo	3	8-10	
		Tríceps polia alta	4	9-11	
		Tríceps coice	4	8-10	
		Tríceps corda	3	8-10	
Terça	B	Puxada alta aberta frente	4	11-13	60 a 120 s
		Puxada alta fechada	4	9-11	
		Puxada baixa fechada	3	11-13	
		Rosca martelo	3	11-13	
		Rosca *schot*	4	9-11	
		Rosca direta	4	9-11	
		Elevação frontal	3	10-12	
		Elevação lateral	3	10-12	
Quarta	C	Agachamento	4	9-11	60 a 120 s
		Leg press	4	9-11	
		Cadeira extensora	4	9-11	
		Stiff	3	8-10	
		Elevação dos pés em pé	3	11-13	
		Abdominal prancha	4	10-12	
		Abdominal sustentado	3	9-11	
		Abd. pernas elevadas	3	9-11	

(Continua)

Quadro 7-12. Exemplo de treino A-B-C (5 sessões semanais) *(Cont.)*

Dia da semana	Tipo de treino	Exercício	Séries	Repetições	Recuperação
Quinta	A	Cross over	4	9-11	60 a 120 s
		Supino reto	3	8-10	
		Supino declinado	3	8-10	
		Pull over	3	9-11	
		Tríceps supinado	3	9-11	
		Tríceps polia alta	3	8-10	
		Tríceps testa	3	8-10	
Sexta	B	Remada cavalo	4	9-11	60 a 120 s
		Puxada baixa aberta frente	4	9-11	
		Remada unilateral	4	9-11	
		Rosca direta	3	9-11	
		Rosca alternada	3	9-11	
		Rosca concentrada	3	9-11	
		Elevação de ombros	4	10-12	
		Elevação frontal	4	10-12	

REFERÊNCIAS BIBLIOGRÁFICAS

1. American College of Sports Medicine. *Manual para teste de esforço e prescrição de exercício.* Rio de Janeiro: Revinter, 1991.
2. Andrade EL *et al.* Barriers and motivational factors for physical activity adherence in elderly people in developing country. *Medic Scien Spor Exerc* 2000;33(7):141-48.
3. Brouwer L. *A arte de permanecer jovem.* Rio de Janeiro: Record, 1981.
4. Fleck SJ *et al. Fundamentos do treinamento de força muscular.* 2. ed. Porto Alegre: Artes Médicas Sul, 1999.
5. Guedes GP. *Treinamento personalizado em musculação.* São Paulo: Phorte, 2008.
6. Leite PF. *Aptidão física, esporte e saúde: prevenção e reabilitação.* 2. ed. São Paulo: Robe, 1990.
7. Maj FHB. Exercise prescritions for active seniors. *Phys Sports Med* 2002;30(2):19-29.
8. Matsudo SMM, Matsudo VKR. Prescrição de exercícios e benefícios da atividade física na terceira idade. *Rev Bras Ciênc Movim São Caetano do Sul* 1992;5(4):19-30.
9. Matsudo SMM, Matsudo VKR, Barros Neto TL. Impacto do envelhecimento nas variáveis antropométrias, neuromotoras e metabólicas da aptidão física. *Rev Bras Cienc Movim São Caetano do Sul* 1998;8(4):21-32.
10. Negrão CE, Barreto PAC. *Cardiologia do exercício: do atleta ao cardiopata.* 2. ed. Barueri, São Paulo: Manole, 2006.
11. Okuma SS. *O idoso e a atividade física.* Campinas: Papirus, 1998.
12. Pickles B *et al. Fisioterapia na terceira idade.* 2. ed. São Paulo: Santos, 1998.
13. Rebelatto JR, Morelli JGS. *Fisioterapia geriátrica: a prática da assistência ao idoso.* São Paulo: Barueri, 2004.
14. Shepard RJ. *Aging, physical activity and health.* Chapaign: Human Kinetics, 1997.

15. Spirduso W. *Physical dimension of aging*. Chapaign: Human Kinetics, 1995.
16. Terarolli Jr R et. al. Perfil demográfico e condições sanitárias dos idosos em área urbana do sudeste do Brasil. *Rev Saud Public* 1996;30(5):485-89.
17. Tibo MGM. *Alterações anatômicas e fisiológicas do idoso.* Acesso em: 17 Ago. 2013. Disponível em: <http://www.revistamedicaanacosta.com.br>.
18. Weineck J. *Biologia do esporte*. São Paulo: Manole, 1991.
19. Wilmore JH, Costill DL. *Fisiologia do esporte e do exercício.* São Paulo: Manole, 2001.

CONSIDERAÇÕES FINAIS

Os aspectos complexos do trabalho físico para grupos especiais devem ser observados por meio de uma proposta multidisciplinar, onde sejam englobados os vários profissionais da área da saúde (profissionais da educação física, médicos, fisioterapeutas, nutricionistas, enfermeiros, psicólogos etc.). Uma boa interligação entre estes profissionais auxilia de maneira significativa nos objetivos traçados durante um processo de tratamento para uma doença ou distúrbio morfofuncional.

O aumento das evidências que provam que o treinamento resistido possui vários benefícios sobre os grupos especiais tem feito com que muitos indivíduos busquem, por conta própria, o âmbito das academias ou do treinamento personalizado, sem, ao menos, ter consciência da gravidade do problema que são acometidos. Este cliente pode ser uma bomba-relógio em suas mãos, e, por isso, é de suma importância um conhecimento básico sobre os casos de atenção especial que podemos nos deparar em nosso cotidiano de trabalho.

Visto que a atenção do profissional de educação física deve ser multiplicada nestas situações, é importante ter em mente que cada caso tem suas recomendações efetivas e as contraindicações específicas. Este processo, chamado de especificidade do treinamento, deve ser respeitado a fim de não ultrapassar limites que possam causar riscos à integridade física do indivíduo que procura seus serviços.

O contexto de trabalho que trata sobre estas problemáticas tem aumentado significativamente, muito pelo fator "mídia", porém com uma grande parcela também relacionada com a conscientização da vida saudável ou de uma vida mais prolongada.

Necessário o esclarecimento aos seus clientes que uma nova rotina de hábitos precisa ser colocada em prática, maximizando os conteúdos e os componentes fisiológicos da periodização do treinamento, em especial do treinamento resistido.

Conceitos importantes como volume, intensidade e densidade de treino devem ser bem estruturados no planejamento de trabalho, tendo em vista o problema morfofuncional ou a doença com a qual está comprometido. Desta forma, todos os exemplos das sessões de treino contidas nesta obra são apenas modelos que podem ser utilizados durante uma rotina de trabalho, cabendo ao profissional, uma constante atenção na ondulação das cargas de treinamento junto ao seu cliente. Importante, também, nunca desprezar fatores associados ao treinamento que podem ser pontos cruciais em um processo conjunto de trabalho (quantidade de dias de treinamento, tipo de atividade profissional do cliente, horário do dia que realiza o exercício físico, entre outros).

Finalizando, espero que essa obra possa servir como grande aliada na sua carreira profissional, e que através dela você consiga sempre levar um serviço mais qualificado aos seus clientes, deixando o empirismo de lado e buscando sempre evidências pautadas no contexto das ciências da saúde para uma vida melhor, mais ativa e mais prolongada.

ÍNDICE REMISSIVO

Número seguidos de *f* e **q** são referentes à Figuras e Quadros, respectivamente.

A
ACSM, 33, 46
Aponeurose, 2
  definição de, 2
Associação Brasileira de Estudo da
  Obesidade
  e da Síndrome Metabólica, 42

B
Bainhas tendíneas, 2
  definição de, 2
Bolsas sinoviais, 2
  definição de, 2
Braith e Beck
  achados de, 82

C
Carga de treinamento
  e seus aspectos determinantes, 5
    conteúdo da carga, 6
    duração da carga, 7
    intensidade da carga, 7
    volume da carga, 6
Considerações finais, 115-116
Contração muscular
  mecanismos da, 4
Controle glicêmico
  exercício físico no, 63

D
Diabetes melito
  e obesidade, 39
  treinamento resistido e, 59-66
    adaptação para a prática, 66
    classificação, 59
    definição, 59
    diagnóstico, 60
    diretrizes gerais, 64
    exercício físico e, 62
      efeito do
        no controle glicêmico, 63
    fisiopatologia do, 61
    pré-diabetes, 61
    propostas práticas, 67
    recomendação geral, 66

E
Envelhecimento
  aspectos fisiológicos do, 101
    e anatômicos, 101
      sistema cardiorrespiratório, 102
      sistema musculoesquelético, 101
      sistema nervoso, 103
  aspectos psicossociais do, 100
  conceituando o, 95
  impactos no organismo, 96
EPOC, 45
Exercício(s) físico(s)
  durante a gestação, 32
    normas e contraindicações do, 33
    recomendações, 46
  e diabetes, 62
    tipo 1, 62
    tipo 2, 63
  e osteoporose, 16
  no controle glicêmico, 63

F
Fibras musculares, 2
  aspectos gerais das, **4q**
  tipos de, 2
    de contração lenta, 3
    de contração rápida, 3
Fisiologia muscular, 1

ÍNDICE REMISSIVO

Força
  treinamento de, 17
    princípios
      da especificidade, 17
      da resposta diminuída, 20
      da reversibilidade, 17
      da sobrecarga, 17
      dos valores iniciais, 20
Força muscular
  alterações da, 97
  componentes gerais da, 5
    força dinâmica, 5
    força estática, 5
    força explosiva, 5

G
Gasto calórico, *47f*
Gasto energético
  e treinamento resistido, 45
Gestantes
  treinamento resistido para, 31-38
    importância da prática de exercícios, 32
    normas e contraindicações, 33
      absolutas, 34
      benefícios, 35
      propostas para restrição, 36
      relativas, 35
Glicemia
  de jejum, 61
Glicose
  regulação da, 59
Gordura corporal, 41

H
Hipertensão arterial
  treinamento resistido e, 77-94
    adaptações cardiovasculares, 80
    características do programa, **84q**
    contraindicação, **83q**
    exemplos de treino, 86
    fatores de risco, **80q**
    prescrição do exercício, 82
    propostas práticas, 85

I
Idosos
  força muscular
    perda da, **98q**
  treinamento resistido para
    aspectos do, 96
Índice de massa corporal, 41

L
Longevidade
  treinamento resistido para a, 95-112
    alterações e potência, 97
    aspectos do treinamento, 96
    aspectos fisiológicos, 99
      do envelhecimento, 101
    aspectos psicossociais, 100
    conceituando o envelhecimento, 95
    níveis de funcionalidade, **97q**
    parâmetros, 104
    propostas práticas, 106

M
Manobra de Valsalva, 34
Massa óssea
  perda de, **18q**
Músculos estriados, 2
  composição dos, 2

N
Nefropatia, 65
Neuropatia autonômica, 65
Neuropatia periférica, 64

O
Obesidade
  treinamento resistido e, 39-57
    consequências da, 43
    fatores causadores da, 40
      classificação da, 40
        tipos, 40
      endógena, 40
      exógena, 40
      índice de massa corporal, 41
    gasto energético, 45
    influência do, 48
    parâmetros, 47
    princípios do, 44
    propostas práticas, 49
    recomendações aos exercícios físicos, 48
Organização Mundial de Saúde, 13
Osteoporose
  treinamento resistido e, 13-30
    abordagens, 16
    apontamentos para a, 20
    classificação dos tipos de, 15
    conceituando a, 13
      sinais e sintomas da, 14
    exercícios físicos e, 16

ÍNDICE REMISSIVO

processo de remodelagem óssea, 14
propostas práticas, 21
Overtraining, 66

P
Potência muscular
  alterações da, 97
Pressão arterial
  elevação da, 82

R
Regulação glicêmica, 64
Remodelagem óssea
  processo de, 14
Retinopatia, 64

S
Sístole
  cardíaca, *78f*

T
Tendão, 2
Treinamento
  efeitos de, 8
    acumulativo, 9
    imediato, 9
    posterior, 9
    somatório, 9
  modelos de trabalho no, 9-10
Treinamento resistido
  conceitos do, 1-12
    carga de treinamento e seus aspectos determinantes, 5
    componentes gerais da força muscular, 5
    composição dos músculos estriados, 2
    efeitos de treinamento, 8
    fisiologia muscular, 1
    mecanismos da contração muscular, 4
    tipos de fibras musculares, 2
  e diabetes, 59-75
  e hipertensão arterial, 77-94
  e obesidade, 39-57
  e osteoporose, 13-30
  para a longevidade, 95-113
  para gestantes, 31-38
Treino
  exemplos de, **22q,** 67, 86, 106
    A-B, **22q, 24q, 26q, 50-52q, 54-55q, 67-70q, 72q, 86-91q, 106q, 108q, 110-111q**
    A-B-C, **23q, 25q, 28-29q, 53q, 55-56q, 68q, 70q, 73-74q, 89-92q, 107q, 109q, 111-112q**
  misto, **37q**

V
Valsalva
  manobra de, 34
Ventre muscular, 2